一觉到天亮

[日]若叶出版社 编

赵兆晴 译　崔新雯 审校

1分钟睡眠操

改善四大失眠问题

人民邮电出版社

北　京

我们一生中大约三分之一的时间是在睡眠中度过的。

睡眠是维护身心，为第二天的活动做准备的重要时间。 如果睡眠时间不足，抑郁症等精神疾病、高血压和糖尿病等生活方式病、阿尔茨海默病、心血管疾病等危及生命的疾病的发病风险就会增加。另外，白天还会出现犯困、疲惫、注意力低下等症状，容易引起生活质量下降。正因如此，睡眠质量的好坏很大程度上影响着人生。

然而，**许多人正饱受失眠的烦恼，据推测，全日本失眠的人数超过了2000万**。"失眠"一词其实涵盖了许多症状。**失眠大致可以分为以下四类：表现为夜里多次醒来的"中途醒来"；表现为早晨醒得过早的"过早醒来"；表现为难以入睡的"入睡困难"；表现为觉得自己睡得不熟的"熟睡困难"。** 有的人会出现其中一种症状，同时出现多种症状的人也不少见。

失眠可能是由各种各样的原因引起的。长期受失眠困扰的人中，有不少人失眠的原因是感到不安、紧张和压力。失眠的时间一长，进入被窝时就会想"今天也睡不着的话该怎么办啊"，并为此感到不安和有压力。不安和压力会刺激交感神经（让身心变得活跃的自主神经），使大脑更加清醒。因此就会陷入愈发睡不着的恶性循环。各位读者之中是不是也有不少人出现了这种情况呢？如果您长时间受失眠所扰，请务必咨询医

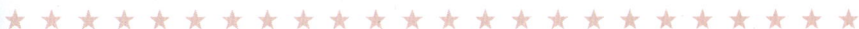

生。医生会根据您的情况提供治疗方案。

另外，==失眠治疗中最为重要的就是自我保健，其中包含调整生活习惯==。例如，存在入睡困难的人，最好不要在就寝前使用手机或者看电视。这些行为会给大脑带来强烈的刺激，从而导致失眠。

本书不仅会教您今天就能够开始在家实操的自我保健方法，还加入了各种信息以引导您正确地理解睡眠。==获得优质睡眠的关键，其实就存在于日常生活之中。==读过本书后，您可以试着回顾是否有事物妨碍了自己的睡眠。

由衷希望您能够通过活用本书一觉睡到天亮，精神满满地度过每一天。

日本睡眠学会前理事长　**伊藤洋**

最适合您的 "1分钟睡眠操" 一览

入睡困难

● 躺下以后，迷迷糊糊的状态会持续很久

肌肉放松操

肩 用力提起两肩保持不动，然后迅速放松。

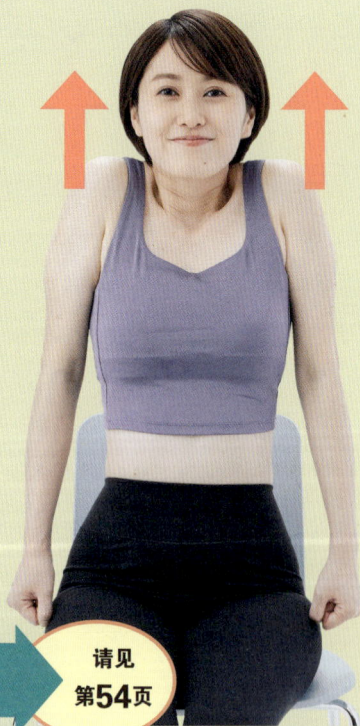

详细做法 **请见第54页**

据说每3～5个日本人中就有一个人有睡眠上的烦恼。本书介绍的"1分钟睡眠操"正是能够解决这种烦恼的有效方法之一。睡眠上的烦恼因人而异。找到适合自己的"1分钟睡眠操"，从今晚开始试试看吧。

做完就能睡得香甜！

- 就算躺进了被窝也很难入睡
- 越想睡反而越清醒

肌肉放松操

脸

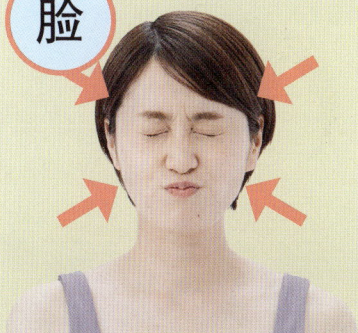

用力把整个脸向中心推拢，保持 10 秒，然后迅速放松。

详细做法 ➡ 请见第56页

肌肉放松操

腿

脚尖向上伸直双腿，保持 10 秒，然后迅速放松。

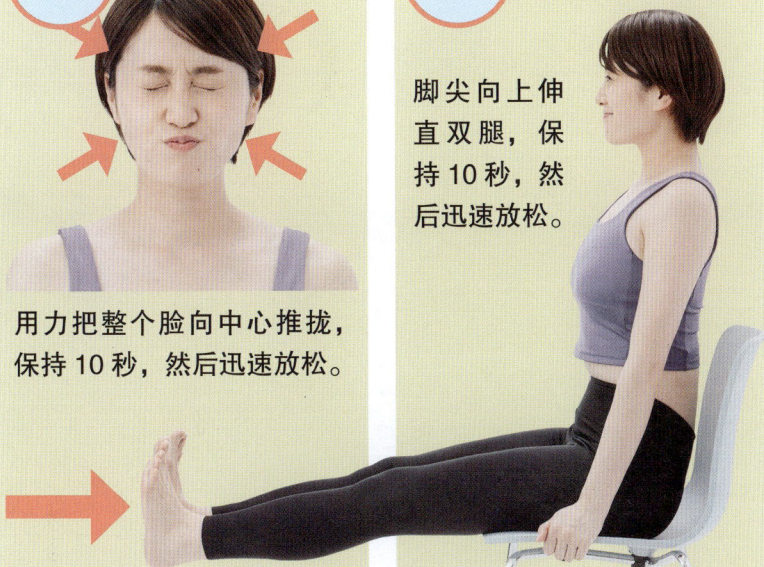

详细做法 ➡ 请见第55页

5

最适合您的 "1分钟睡眠操" 一览

中途醒来、过早醒来

- 醒得比预计的时间早
- 无论晚上几点上床睡觉，早上总是会很早醒

1分钟熟睡呼吸法② 10–20 呼吸法

仰面睡下后，10秒内自然地通过鼻子吸气，然后用20秒时间自然地通过鼻子呼气。

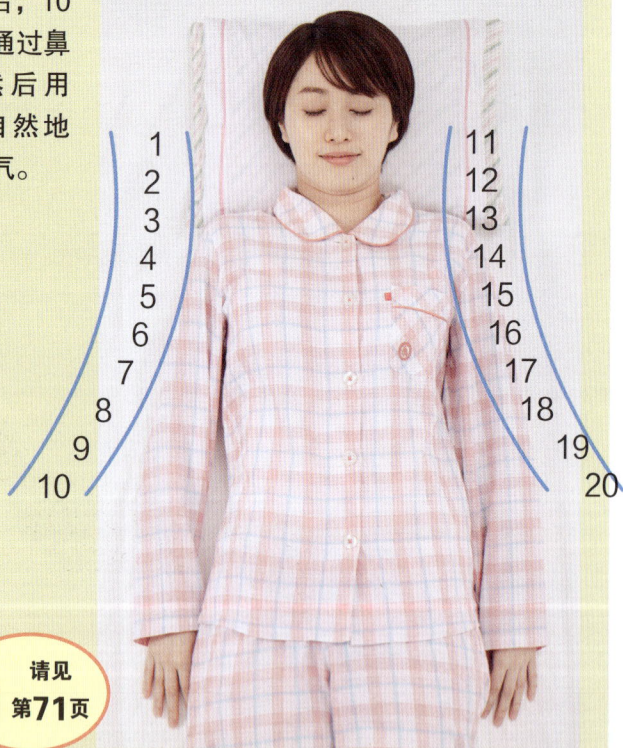

1
2
3
4
5
6
7
8
9
10

11
12
13
14
15
16
17
18
19
20

详细做法　请见第71页

做完就能睡得香甜！

- 整晚都感到昏昏沉沉，觉得好像没睡着过
- 睡眠过程中多次醒来

1 分钟熟睡呼吸法① 4-4-8 呼吸法

吸气 4 秒，屏气 4 秒，
呼气 8 秒。

吸气
4 秒

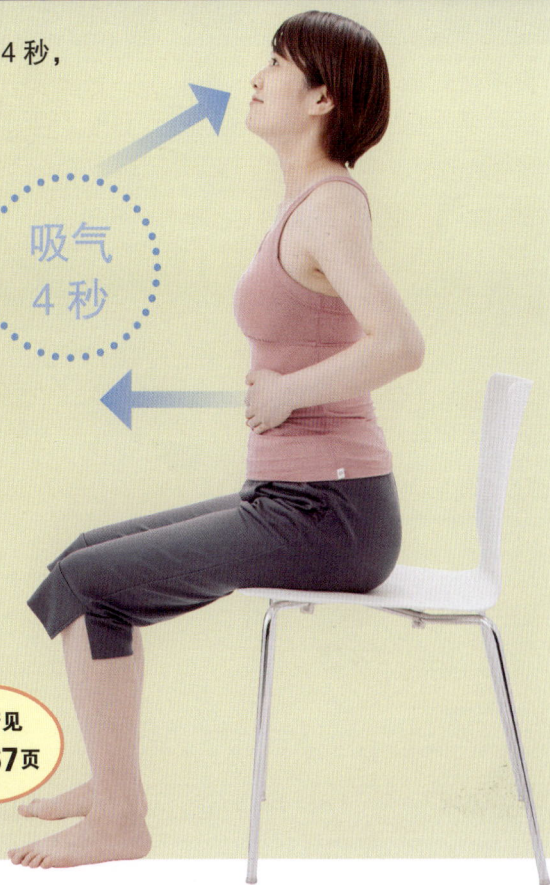

详细
做法 → 请见
第67页

熟睡困难

- 虽然睡眠时间足够长，却觉得没有睡熟
- 白天会莫名感到非常困

安眠伸展操②

转手臂伸展操

将手臂向后大幅度转动，然后两手十指交叉，向前向上伸展。

安眠伸展操③

弯脚踝深呼吸

一边吸气一边用力将脚踝向身前弯曲，然后一边呼气一边放松脚踝回到原位。

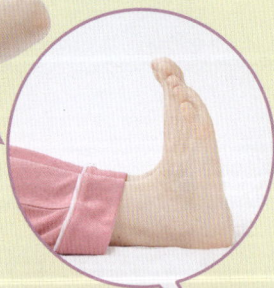

详细做法 请见第92页

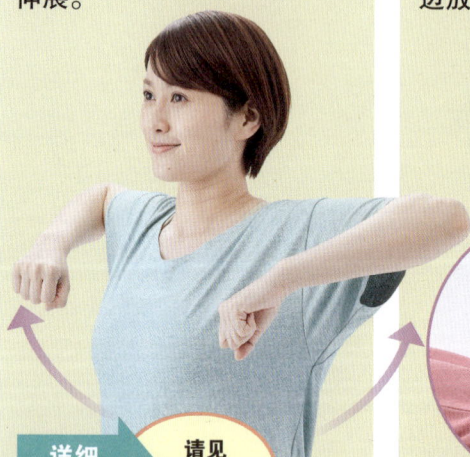

详细做法 请见第88页

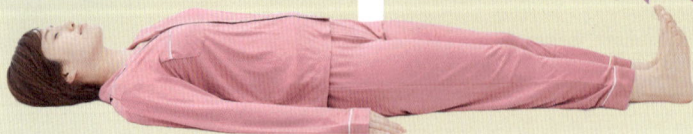

做完就能睡得香甜！

明明睡着了却感觉睡得不熟

● 早上起床时感到疲惫和倦怠

安眠伸展操①

颈部按摩操

用花洒中的热水冲刷后颈部，用大拇指按摩颈部凹陷处。

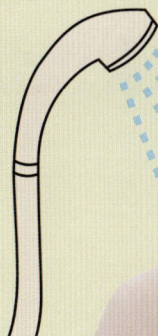

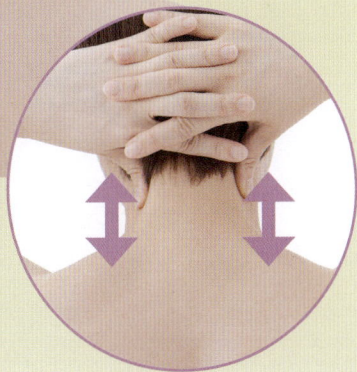

详细做法 ➡ 请见第84页

目录

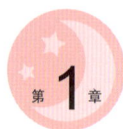

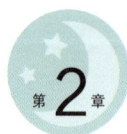

第3章

【难以入睡】躺进被窝里也睡不着的"入睡困难"，其重要原因在于身心紧张，推荐睡前做1分钟肌肉放松操

斯坦福大学医学部精神科教授
西野精治

41

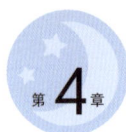

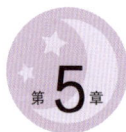

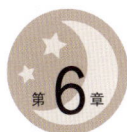

第 6 章

【自我保健】想要睡得熟，调整生活习惯也很重要，有理有据且让人恍然大悟的"安眠习惯"层出不穷

日本睡眠学会
前理事长
伊藤洋 等

94

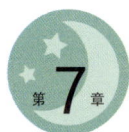

第7章 【失眠的治疗】失眠给日常生活造成障碍时需要就医，安眠药和非药物治疗双管齐下最为有效

日本睡眠学会
前理事长
伊藤洋

118

第 **1** 章

【新发现】

失眠的**重要隐藏原因**正是**运动不足**，**就寝前进行轻微低强度的活动**就能够调节自主神经，**好梦**到天亮

滋贺医科大学
名誉教授

山田尚登

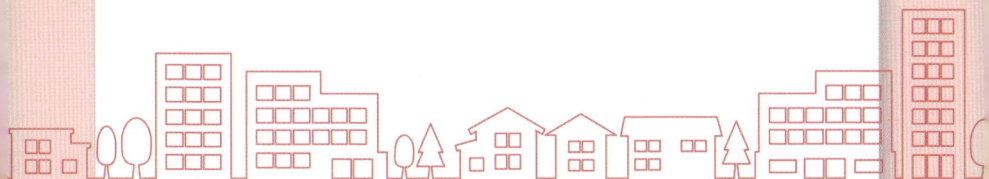

失眠是每5个日本人中就会出现一例的日本国民性疾病，在日本，长期服用安眠药的人数正在增加

您最近睡得好吗？有没有"躺进被窝里却很难睡着""夜里醒来好多次""天还黑着就醒了""感觉自己没睡够"这样的烦恼呢？所谓"失眠"，指的是在睡眠时间和机会充分的情况下，出现入睡困难，或睡眠维持困难，或早醒并无法重新入睡的症状。患者对睡眠时间和/或质量不满意，并影响次日日间功能的一种主观体验。这种失眠的症状如果长期持续，使身心出现问题，就会被诊断为患有失眠症，成为治疗的对象。有许多人为睡不好而烦恼，失眠也被称为日本国民性疾病。

实际上，在日本厚生劳动省就日本人最近一个月的睡眠展开的调查中，回答"对睡眠质量不满意"的人约占总人数的22%。另外，回答"睡眠时间不足"的人约为19%，回答"白天会感到困意"的人达到了35%左右（来自日本厚生劳动省《国民健康／营养调查》）。也就是说，每3～5个日本人中就有一个人存在睡眠上的烦恼。

不少人因为失眠就医，每20个成年人，或者每7个60岁以上

==的人中就有 1 个人服用安眠药。==此外，有报告称，==长期服用安眠药
的患者呈增加趋势，患者每日的药物服用量也在增多。==

　　自己的失眠情况究竟是不成大碍，还是需要咨询医生意见呢？
有一种自我检查能够在一定程度上知晓这个问题的答案。那就是依
据世界卫生组织主办的 "全球睡眠和健康计划" 制作成的 "阿森斯
失眠量表"（参照第 18 ～ 19 页 ）。

　　阿森斯失眠量表由 8 个问题组成，可以通过所有问题的总得分
判断失眠的严重程度。另外，阿森斯失眠量表还有一个优点，就是
能让人通过回答问题客观地看待自己的睡眠情况。比如睡得好不
好，晚上会不会醒来，早上会不会很早醒，等等。

　　那么我们首先通过阿森斯失眠量表来检查自己的睡眠，继而找
到改善失眠的提示吧。

您的失眠情况没问题还是应该就医？

请从 1 ~ 8 问的回答中选择过去一个月里至少每周发生 3 次及以上的选项。

问题		√	每周发生 3 次及以上的选项	分数
1	您的入睡时间（从躺进被窝到睡着的时间）如何？	☐	入睡时间正常	0
		☐	入睡时间有些长	1
		☐	入睡时间很长	2
		☐	入睡时间非常长，或者完全没有睡觉	3
2	夜间从睡眠中醒来对您造成了何种影响？	☐	没有问题	0
		☐	轻微影响	1
		☐	影响明显	2
		☐	影响严重，或者完全没有睡觉	3
3	您会醒得比期望时间早，早醒后无法继续入睡吗？	☐	没有问题	0
		☐	醒得有些早	1
		☐	醒得早很多	2
		☐	醒得非常早，或者完全没有睡觉	3
4	您一天的总睡眠时间充足吗？	☐	充足	0
		☐	轻微不足	1
		☐	明显不足	2
		☐	严重不足，或者完全没有睡觉	3
5	您对整体睡眠质量满意吗？	☐	满意	0
		☐	轻微不满	1
		☐	非常不满	2
		☐	严重不满，或者完全没有睡觉	3

通过自检表（阿森斯失眠量表）马上就能知道

问题		√	每周发生 3 次及以上的选项	分数
6	您白天的情绪如何?	☐	正常	0
		☐	轻微低落	1
		☐	明显低落	2
		☐	严重低落	3
7	您白天的体力和精神情况如何?	☐	正常	0
		☐	轻微下降	1
		☐	明显下降	2
		☐	严重下降	3
8	您白天会犯困吗?	☐	完全不会	0
		☐	轻微犯困	1
		☐	明显犯困	2
		☐	严重犯困	3
总　计			分	

结果

● 1～3 分 …… 无睡眠障碍

● 4～5 分 …… 疑似患有失眠症

● 6 分以上 …… 极有可能患有失眠症

※ 如果超过 10 分，最好咨询医生。

* 本表格仅供参考。请前往专业医疗机构获取精确诊断。

阿森斯失眠量表出处：Soldatos et al.,Journal of Psychosomatic Research 48:555–560,2000。

防止失眠的重要因素在于"运动"，日本国内外研究表明，有运动习惯的人很少失眠

受到很大打击或者旅行中去到不同的环境时容易失眠，相信不少人生活中有过这样的经验。这种急性压力造成的失眠一般最快几天内，最慢 2 个月左右就能改善。然而，有的人可能会出现慢性失眠，变成难以治愈的情况。

==造成慢性失眠的有 3 个因子，分别是"前置因子""诱发因子"和"持续因子"。==

前置因子指的是性格（神经质、爱操心、完美倾向），年龄增长，抗压能力弱等容易出现失眠的特质。出现失眠问题的人身上存在前置因子，但这并不意味着有前置因子就一定会失眠。

有前置因子的人遇到压力、噪声、疾病、药物副作用等诱发因子（失眠的原因）时才会出现失眠问题。在这个阶段，也存在失眠问题经过一段时间后自然消失的情况。

然而，这种状态下一旦出现了第三种因素——持续因子，失眠就会发展为慢性失眠。持续因子指的是"让失眠恶化的生活习惯""不当药物使用"及其结果"妨碍睡眠的生理变化"。

如果一直保持错误的生活习惯，失眠就会变成慢性问题。并

且，失眠成为长期问题后身体也会发生变化，于是陷入了越发睡不

着的恶性循环。其结果就是即使排除了诱发因子，失眠时间依旧会

延长。

因此，尽早消除失眠的持续因子至关重要。并且，根据需求接

受治疗也是防止失眠慢性化的要点。

除此之外，无论有没有接受治疗的必要，希望各位都能对生活

习惯多加留心。正如前文所述，不良生活习惯是让失眠长期化的原

因。多种多样的生活习惯中，最重要的就是运动。

实际上，日本国内外有众多研究结果证明，运动会对睡眠产生

影响。

通过运动习惯改善睡眠质量

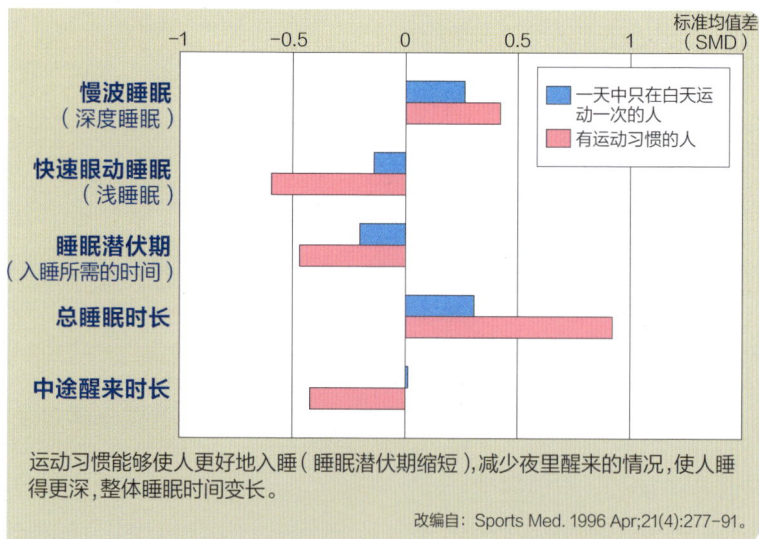

	标准均值差（SMD）
慢波睡眠（深度睡眠）	
快速眼动睡眠（浅睡眠）	一天中只在白天运动一次的人 / 有运动习惯的人
睡眠潜伏期（入睡所需的时间）	
总睡眠时长	
中途醒来时长	

运动习惯能够使人更好地入睡（睡眠潜伏期缩短），减少夜里醒来的情况，使人睡得更深，整体睡眠时间变长。

改编自：Sports Med. 1996 Apr;21(4):277-91。

　　例如，据美国国家睡眠基金会的调查结果，每周运动一次及以上的中老年人较少出现睡眠问题。

　　日本的研究也指出，让老年人持续 4 周进行傍晚运动和饭后午睡后，其睡眠质量得到了改善。

　　坚持运动，养成运动的习惯很重要。研究表明，比起运动一次，运动习惯能够使人更好地入睡，将睡眠时间延长得更久，增加慢波睡眠（深度睡眠），改善睡眠质量。

运动能够调节体温，让身体做好入睡准备。治疗指南也指出，运动对于保证良好睡眠质量十分重要

面向医生的《睡眠障碍的应对和治疗指南》也明确指出，运动习惯能够有效改善失眠。

治疗指南记载："目前已判明，白天运动能够使夜晚的睡眠安定下来，从而改善睡眠质量。"在此之上，治疗指南推荐"选择符合个人爱好和体力的运动，采取在不勉强自己的情况下坚持运动的方法，每天有规律地运动最为有效"。

此外，日本厚生劳动省在 2014 年发布了作为《健康睡眠指南》的《睡眠十二条》。文件说明，"适度运动和好好吃早饭能让睡眠和苏醒有张有弛""养成适度运动的习惯，能够促进入睡，减少中途醒来（参照第 35 页）"。

那么，为什么运动能够改善失眠呢？其关键在于深部体温的变化。深部体温指的是包含大脑在内的身体内部的温度。

睡眠十二条

1. 良好的睡眠能让身心健康。
2. 适度运动和好好吃早饭能让睡眠和苏醒有张有弛。
3. 良好的睡眠能够预防生活方式病。
4. 睡眠带来的休息对于心理健康十分重要。
5. 根据年龄和季节调整睡眠时间，保持适量的睡眠，以避免午后感到困倦。
6. 想要获得良好的睡眠，创造环境也很重要。
7. 年轻人要尽量避免熬夜，保持生物钟的节律。
8. 青壮年每天保持充足的睡眠，能够缓解疲劳、提高效率。
9. 中老年人早晚锻炼张弛有度，白天适度运动，能够获得良好睡眠。
10. 感到困意就上床就寝，不要推迟起床时间。
11. 睡眠出现反常情况时需要多加注意。
12. 出现睡不着的问题时不要忍耐受苦，请寻求专家帮助。

出处：「健康づくりのための睡眠指針 2014」(厚生労働省健康局)。

人的深部体温并不是一整天都保持恒温。它会在比早上醒来稍早时开始上升，傍晚升到最高，之后在夜晚慢慢下降。并且，一旦较高的体温降低了，大脑就会进入休息模式，自然就会感到困意。

这时，深部体温的高低差越大，睡眠就越深。而总的来看，受失眠所扰的人大多存在白天深部体温上升幅度小，夜晚深部体温不下降的情况。

运动能够有效扩大深部体温的高低差。活动身体能够让肌肉等部位产生更多热量，升高深部体温。其结果是深部体温的下降曲线变得陡峭，入睡变得更容易。

然而即使是在指导下，将运动付诸实践也很难，许多受失眠所困的人变得彻底需要依靠安眠药入睡

==运动能够有效改善失眠。==不过，如果激烈运动导致肌肉疼痛，反而会妨碍睡眠，因此活动身体要适度。具体来说，==进行 30 分钟左右散步或慢跑一类的运动，运动到让身体稍稍出汗的程度是最为理想的。但是，不可以在睡前运动。==深部体温如果升得过高，下降就需要花费时间，反而会变得睡不着。

==另外，睡前运动也会造成身心兴奋。==自主神经和体温一样，与睡眠有着密切的关系。自主神经是管理内脏和血管功能的神经，不受人的意识控制。自主神经分为交感神经和副交感神经两种，两种神经在发挥功能时保持平衡协调。交感神经处于主导地位时，血管收缩、心跳变快、血压上升，身心进入兴奋状态。而副交感神经处于主导地位时，血管放松、心跳变慢、血压降低，身心进入放松状态。

交感神经和副交感神经一天里的工作节律

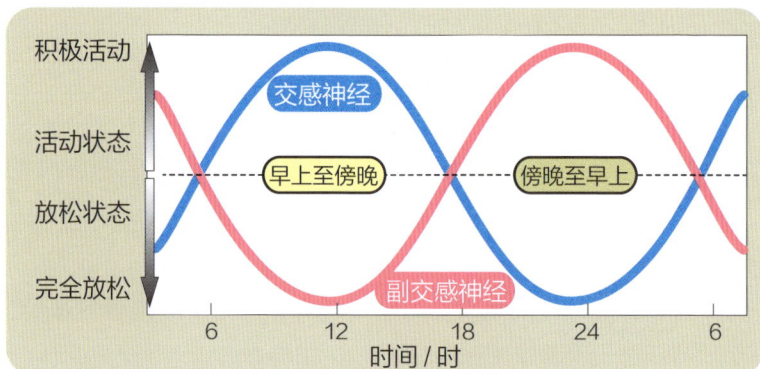

一般来说，白天交感神经更加兴奋，副交感神经不活跃，身体处于活动模式。到了傍晚，交感神经和副交感神经的状态就会互换，副交感神经占主导地位，身体开始放松，渐渐地感到困意。然而，如果就寝前运动了，身心就会兴奋起来，交感神经再次变得活跃。结果导致身体无法进入休息模式，变得睡不着了。

运动的时间是非常重要的。各种研究表明，从深部体温开始下降的傍晚，到睡前至少3小时的这个时间段进行运动，能够带来酣畅的睡眠。

可是，想要养成在这个时间段内运动的习惯，其实难度很高。实际上，就算医生指导说需要适度运动，不去运动而是彻底依赖安眠药的案例也不在少数。

睡前稍微做做伸展操，就能够有效地让身体准备睡觉，好梦到天亮

睡前 3 小时，这个时间点前没有时间运动的人，就在运动的内容上下功夫吧。要在睡前运动的话，推荐伸展操这类能够让人放松下来的轻度运动。

自主神经之中，白天交感神经起主导作用，晚上副交感神经起主导作用。

交感神经和副交感神经，只要在工作时能保持平衡相互拮抗，就能带来高质量的睡眠。然而，失眠的人有不少是由于压力或生活习惯糟糕等原因，两种神经之间失去了平衡。

一方面，副交感神经的功能会随着年龄的增加而下降。另一方面，无论到了多少岁，交感神经的功能都不会产生太大变化。

因此，交感神经相对处于主导地位时，到了晚上身体仍会保持兴奋状态，就会变得难以切换到副交感神经主导的状态中。这样一来，身体怎么都无法进入休息模式。常说老年人中有不少人失眠，其原因就在于副交感神经的功能随着年龄增长而减弱。

想要让失去平衡的自主神经正常工作，以获得优质睡眠，通常

来说最为重要的，是尽力提高应当在夜间处于主导地位的副交感神经的功能。

睡前让副交感神经占据主导地位的方法中，做能起到放松效果的轻度运动非常有效。比如，从活动身体的角度来看，伸展操确实是一种运动，不过它的特征在于"缓缓"拉伸肌肉和关节。做伸展操能够增加大脑的前额叶放松时产生的 α 波，从而提高副交感神经的活跃度。像伸展操这样轻度的运动，即使在睡前进行，也不用担心造成深部体温过度升高。

可以认为，就寝前的轻度运动，能够让身心都做好睡眠准备，获得优质睡眠。这么做只需要用到睡前很短的一段时间，因此即使是难以养成适度运动习惯的人，也很容易上手和坚持下去。

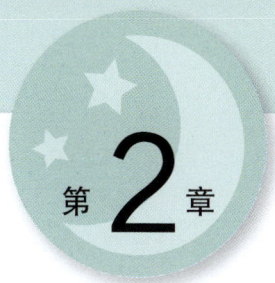

第**2**章

【失眠的自我诊断】

失眠大致可以分为四类，采用和您的症状类型最相符的治疗方法就是治愈的捷径

滋贺医科大学
名誉教授
山田尚登

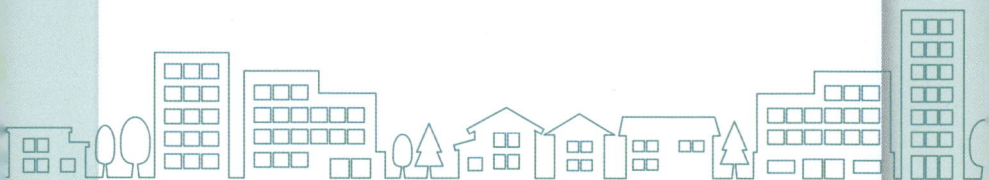

失眠分为入睡困难、过早醒来等四种类型，通过自我诊断就能知道自己属于哪类失眠

睡眠上的问题又被称作睡眠障碍，其中最多的就是失眠。虽然有充足的时间用来睡眠，却无法睡觉，这种状态就是"失眠"。这一点就是将失眠和因没有充足的时间而无法睡觉的"睡眠不足"区分开来的不同点。

失眠症状持续一个月以上，白天产生倦怠感，注意力不集中，精神和食欲低落等不适，对日常生活产生影响时，就会被诊断为"失眠症"，需要就医并接受治疗。

失眠大致可以分为"入睡困难""中途醒来""过早醒来""熟睡困难"四种类型。一个人身上可能只出现其中一种，也有可能同时出现多种类型。想要判断自己的失眠属于哪种类型，请参考下一页的检查表。"失眠"一词概括了多种多样的症状和原因，因此采用适合自己的治疗和对策方法很重要。

您的失眠属于哪种类型？

☐ 就算躺进了被窝也很难入睡

☐ 越想睡反而越清醒

☐ 躺下以后，迷迷糊糊的状态会持续很久

第①类

疑似"入睡困难"

（请见第 33 页）

☐ 整晚都感到昏昏沉沉，觉得好像没睡着过

☐ 睡眠过程中多次醒来

☐ 夜里一旦醒来，就会暂时睡不着

第②类

疑似"中途醒来"

（请见第 35 页）

☐ 醒得比预计的时间早

☐ 早上很早醒来后，无法再次入睡

☐ 无论晚上几点上床睡觉，早上总是会很早醒

第③类

疑似"过早醒来"

（请见第 37 页）

☐ 早上起床时会感到疲惫和倦怠

☐ 虽然睡眠时间足够长，却觉得没有睡熟

☐ 白天会莫名感觉非常困

第④类

疑似"熟睡困难"

（请见第 39 页）

---

* 无论哪种类型，如果症状持续出现一个月以上，请前往医疗机构就诊。
  本表仅供参考。需要获取精确诊断请前往医院。

除了失眠，睡眠障碍还有许多别的种类。以下几种较为常见。

●昼夜节律性睡眠障碍。这种睡眠障碍与人体的生物钟节律有关。它包括表现为生物钟推迟，白天无法起床的"睡眠时相延迟综合征"；表现为与前者相反，生物钟提前导致的傍晚嗜睡、难以保持清醒，凌晨早醒、醒后难以再入睡的"睡眠时相前移综合征"；值夜班等轮班工作引起的"轮班工作睡眠障碍"等。

●发作性睡病。它属于白天突然出现强烈睡意的"嗜睡症"的一种。表现为白天多次重复数分钟到十五分钟的瞌睡。另外，还可能出现正笑着或生气着的时候突然浑身失去力气，倒下不起的症状。

●异睡症。代表性症状为"睡行症（梦游症）"，多见于神经功能尚不完全的儿童，一般会随着儿童成长而消失。"快速眼动睡眠行为障碍"多见于成人，这种疾病表现为身体对梦中的内容做出反应并采取行动。

如果您发现有上述任何症状，请尽快就医。

第①类是表现为难以睡着的"入睡困难"，容易发生在压力大的人身上

躺在床上却怎么都无法入睡的状态一直持续，这就是**"入睡困难"**的症状。入睡困难是**失眠中最常见的类型**。

每个人从躺进被窝到真正睡着需要的时间有所不同。这个时长还会受到不同日子的具体情况影响。或许有的日子里因为活动了身体感到很疲劳，就会很快睡着；有的日子里不知为何就是很清醒，很难入睡。因此，单纯的入睡所需时间较长并不属于入睡困难。

一般来说，入睡时间超过 30 分钟，并且因此感到痛苦的情况，能够推测为入睡困难引起的失眠。

入睡困难多见于压力大的人群。日常生活中存在忧虑和烦恼，或者对睡不着感到强烈的不安和恐惧的人，容易出现入睡困难。

让大脑休息，缓解疲劳是睡眠的重要功能。脑海里一直惦记着忧虑和烦恼，总是思前想后的话，大脑是无法休息的。这样一来，困意就很难产生。

另外，睡前==进行激烈运动==、==泡热水澡==，都会让交感神经活跃起来。交感神经变得活跃，会使身心进入兴奋状态，从而导致困意消失难以入睡。

除此之外，==周围的噪声==，==身体疼痛瘙痒==也会妨碍入睡。睡前饮用茶和咖啡等==含有较多咖啡因的饮料==，也会引起大脑兴奋而难以入睡。

相比于男性，女性更容易因为忧虑和烦恼而感到压力。因此，入睡困难在女性中较为常见。不只是中老年人，也有不少年轻人出现入睡困难的情况。

==通常情况下，只要解决了引起入睡困难的原因，入睡困难本身自然会消失。==然而情况因人而异，也存在原因消除后症状依然残留的例子。

第②类是表现为夜里醒来后无法睡着的"中途醒来"，原因有饮酒、夜间尿频、年龄增长等

"中途醒来"，指的是从入睡到早上起床的途中数次醒来的失眠。其症状还包括醒来以后无法入睡，因睡眠中断而感觉没有睡好。

中途醒来多见于老年人，因此可以推测年龄增长是导致中途醒来的原因之一。

睡眠包括大脑会做梦的"快速眼动睡眠"和大脑处于休息状态的"非快速眼动睡眠"。我们入睡后会进入较浅的非快速眼动睡眠，渐渐来到平稳但不是很深的非快速眼动睡眠，然后再进入最深的非快速眼动睡眠，最后出现快速眼动睡眠。通常来说，一个晚上这样的循环会重复4～6次，然后人才会醒来。

然而，随着年龄增长，较深的非快速眼动睡眠呈显著减少趋势，较浅的非快速眼动睡眠将会增加。因此会更容易在中途醒来。

中途醒来随着年龄增长变得更容易发生

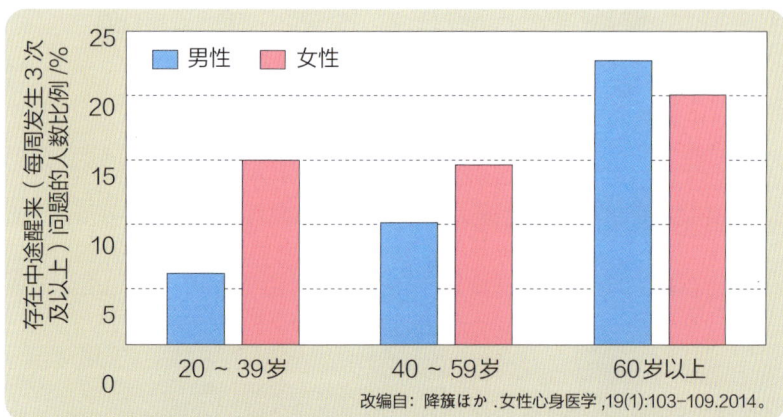

改编自：降籏ほか .女性心身医学 ,19(1):103-109.2014。

此外，随着年龄增长，睡眠中分泌的抗利尿激素减少，夜里的尿量增多，容易引起夜间尿频。这也是中途醒来多见于老年人的理由之一。 前列腺增生和膀胱炎等疾病也容易引起夜间尿频。因此，患有这些疾病的人即使并非老年人，也容易出现中途醒来的问题。

有的人睡不着时会选择喝酒，而这也是引起中途醒来的原因之一。 酒精虽然可能会缩短入睡时间，但会减少深度睡眠和快速眼动睡眠的时间，导致睡眠质量下降。另外，酒精能够放松肌肉，导致呼吸道闭塞，容易引起睡眠呼吸暂停综合征和打鼾。出现这种情况时大脑会苏醒，因此人会更容易醒来。

第③类是表现为早上很早醒来的"过早醒来"，可能与抑郁症有关，需要多加注意

早上很早就醒来，醒来的时间早于原本预计起床的时间，并且无法再次入睡，这种类型的失眠就是"过早醒来"。

和中途醒来一样，过早醒来也多见于中老年人。其重要理由之一是生物钟的节律会随着年龄增长发生变化。

一般来说，生物钟节律大致以 24 小时为一个周期。白天醒来，夜晚睡去，这种生活循环已经牢牢刻在了我们的身体里。然而，随着年龄增长，这种循环的相位会向前移动。这会使得人在夜晚尚早的时候产生困意，早上容易早早醒来。另外，人的年龄越大越容易感到疲劳，推测可知为了休息而早睡也是早上早醒的原因之一。

除此之外，众所周知，抑郁症患者容易出现早醒问题，这与年龄大小无关。抑郁症是一种情感障碍。患者会出现情绪低沉，缺乏喜怒哀乐，兴趣和精力减退等症状，会对日常生活造成影响。一般认为，抑郁症患者出现这四类失眠的可能性都比较高，不过其中过早醒来的症状是最有特点的。有不少人表示"虽然入睡很快，但凌晨三四点就醒了，之后就睡不着了""想起床却觉得头很重，没有

生物钟随着年龄增长的变化

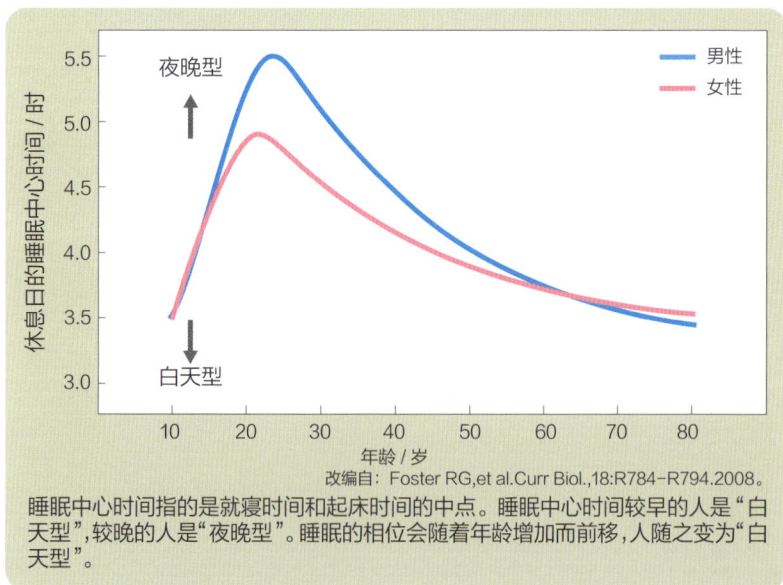

改编自: Foster RG,et al.Curr Biol.,18:R784-R794.2008。

睡眠中心时间指的是就寝时间和起床时间的中点。睡眠中心时间较早的人是"白天型"，较晚的人是"夜晚型"。睡眠的相位会随着年龄增加而前移，人随之变为"白天型"。

力气从床上爬起来"。

==据说比起没有失眠问题的人，失眠的人更容易患上抑郁症==。如果您除了早醒还出现了上述症状，请尽早就医，检查自己是否患有抑郁症。

第④类是表现为明明睡着了却感觉睡得不熟的"熟睡困难"，次数会随着年龄增长而增加

明明睡眠时间足够长，起床时却仍然感到疲劳乏力，感觉自己没睡好。这种失眠就是"熟睡困难"。

我们在睡眠时会重复大脑做梦的"快速眼动睡眠"和大脑休息的"非快速眼动睡眠"。按照较浅的非快速眼动睡眠—平稳但不是很深的非快速眼动睡眠—最深的非快速眼动睡眠—做梦的快速眼动睡眠的顺序推进。这一个循环大约用时90分钟，一个晚上重复4～6个循环。

感觉自己睡得很好的熟睡感，据说与较深的非快速眼动睡眠（慢波睡眠）有关。即使睡眠时间足够长，较深的非快速眼动睡眠偏少的话，大脑也无法得到充分休息，只会感到迷迷糊糊的，并不觉得睡得足够熟。

较深的非快速眼动睡眠减少的原因包括年龄增长和抑郁症等。另外，还有可能是"睡眠呼吸暂停综合征"和"周期性肢体运动障碍"造成的。

不同年龄段的睡眠质量变化

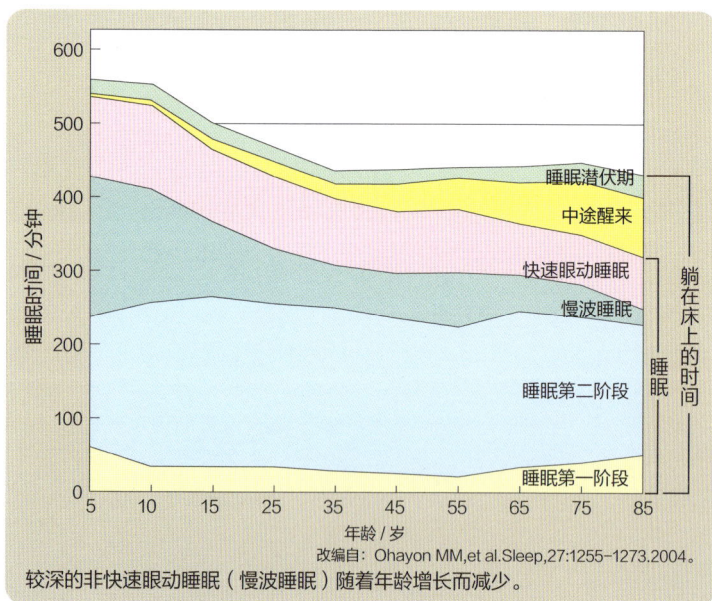

较深的非快速眼动睡眠（慢波睡眠）随着年龄增长而减少。

睡眠呼吸暂停综合征正如其名，是一种睡眠时呼吸多次暂停的疾病。每次呼吸暂停，大脑都会因为缺氧而苏醒，导致无法获得较深的睡眠。

周期性肢体运动障碍是一种睡眠时肢体不受控制地活动的疾病。四肢活动有时会导致人醒来。不过即使人没有醒，大脑也已经醒来，于是导致睡眠变浅。

这些疾病不容易自己发觉，一旦别人指出症状时，请务必尽快就诊。

第**3**章

【难以入睡】

躺进被窝里也睡不着的"入睡困难"，其重要原因在于身心紧张，推荐睡前做 1 分钟肌肉放松操

斯坦福大学医学部
精神科教授

西野精治

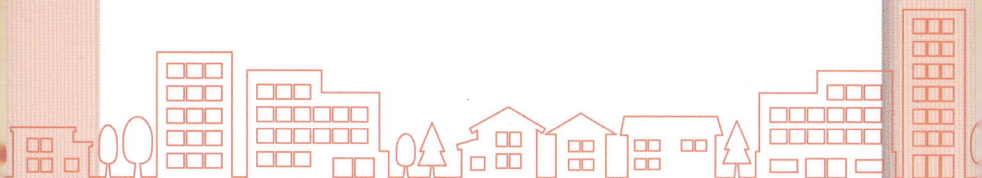

睡不着的人觉得"今晚大概睡不着了"而感到不安，于是身心紧张导致越发无法入睡的情况很多

我在美国斯坦福大学研究睡眠已有近 30 年的时间。我自 2005 年起担任斯坦福大学睡眠研究所及睡眠生物规律研究所所长，每天都在以"解开睡眠之谜回馈社会"为首要任务进行研究。

最近，日本社会也重新认识到了睡眠的重要性。说睡眠是生命之源也不为过。睡眠对于维持我们的健康来说不可或缺。

然而，睡眠其实非常脆弱。外部环境、压力、身体原因等因素都能轻易地扰乱睡眠。因此，目前许多人都存在睡眠上的烦恼。

其中，从躺到床上到睡着需要花很大工夫的"入睡困难"是一种较为常见的睡眠问题。不过，对于感觉很难入睡的人，首先要客观地看待自己的睡眠情况。这是因为，人即使感觉睡不着，实际上比想象中更快入睡的可能性还是存在的。

我的研究团队以前做过这样一项调查：以 10 个健康的年轻人和 20 个感觉自己难以入睡的 55 岁以上人士为对象，统计每个人入

睡需要的时间。健康年轻人的平均睡眠潜伏期是 7 ～ 9 分钟，与之相比，感觉自己难以入睡的人的值是 7 分钟左右，反而比前者更短。

正如上述结果所示，==感到自己难以入睡的人会夸大自己的失眠情况，认为自己比实际更难睡着。这种情况并非少数。==

那么，为什么人们会夸大自己的失眠呢？我认为这是由于对睡眠的错误认识造成的。比如，相信很多人都听说过"人必须睡够 8 小时"这种说法。但实际上，人的理想睡眠时长存在个体差异，很难一概而论"只要睡这么久就够了"。睡眠时间过短固然会成为问题，相对地，有报告指出，睡眠时间太长也存在危及健康的风险。

不过，失眠患者中有不少人性格严谨认真，因此他们会坚信"一定要睡到 8 小时以上"，拼命想要睡着。结果导致身心紧张，陷入越来越睡不着的恶性循环。

面对身心紧张导致难以入睡的人，我经常这样劝导："人就算两三天不睡觉也不会死。"一个美国高中男生曾经尝试挑战吉尼斯不睡觉世界纪录，据说他竟然做到了 11 天没有睡觉。"反正又不会死，一晚上不睡也没关系的。"如果能保持这样的心态，就能减少不安，身心放松，反而更加容易入睡。

另外，寻找失眠的原因并解决它也很重要。正如前文中说明的，有不少失眠患者对睡眠有错误的认知。

例如，有的人会为了睡得更久而在通常就寝时间之前躺上床。然而，以色列研究员统计了一天内的睡意变化情况，**发现通常就寝时间的 2 小时前到即将就寝的这段时间是最难以入睡的。**这个时间段被称为"睡眠禁区"，大脑在这段时间内拒绝入睡。

比平常更早躺上床，会在入睡上花费更多时间。即使服用了安眠药，也会因为药效减弱而难以入睡，度过一段怎么都睡不着的煎熬时间。结果导致"必须睡着"这种压力使身心兴奋，越发睡不着的风险反而会上升。**总之，入睡有困难的人务必要避免在睡眠禁区时间段上床睡觉。**

首先，我们要定好起床时间。每天早晨在固定的时间起床，能够形成睡眠－觉醒节律，入睡的时间也会随之定下来。请留意每天在同样的时间起床和入睡。

请不要为了睡得更久而提早上床睡觉

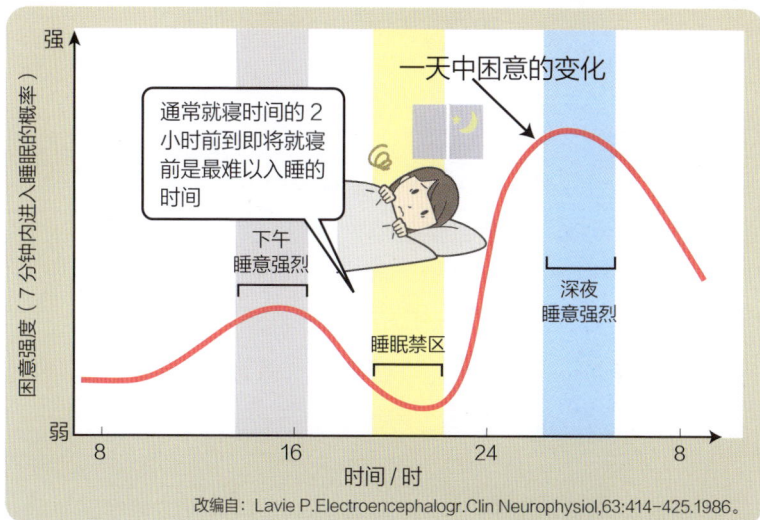

一天中困意的变化

通常就寝时间的2小时前到即将就寝前是最难以入睡的时间

下午睡意强烈

睡眠禁区

深夜睡意强烈

困意强度（7分钟内进入睡眠的概率）

强

弱

8　　16　　24　　8

时间／时

改编自：Lavie P.Electroencephalogr.Clin Neurophysiol,63:414-425.1986。

　　就像这样，对于难以入睡的人来说，第一时间改正关于睡眠的错误认识，消除使入睡变难的原因十分关键。

"睡不着"的压力会增强交感神经的作用，使其保持活跃，妨碍身体准备入睡

睡眠的功能之一是放松大脑和身体。反过来说，<mark>只要大脑和身体进入了休息状态，困意自然就会产生。</mark>创造休息状态的机制与自主神经有关。从让身心变得活跃的交感神经处于主导地位的状态，切换为让身心放松的副交感神经处于主导地位的状态，这样身体就会从活动状态进入休息状态。

<mark>然而，如果逼迫自己"必须快点睡着"，急着想要入睡，兴奋的大脑就会增强交感神经的作用，继续保持活动状态。</mark>

<mark>交感神经还会影响机体深部（心肺脑和腹腔内脏等处）的温度。</mark>听说过"婴儿的手脚很暖和说明困了"这种说法吗？并不只有婴儿身上会出现这种现象，我们的身体在夜晚也会让手脚温度上升。手脚温度上升后，身体就会通过皮肤发散热量。于是深部体温得以下降，困意就会产生。

但是，交感神经处于主导地位时，手脚的毛细血管会收缩，导致手脚血液流动不畅。血流不畅的手脚温度不会上升。这样一来就

无法散热，深部体温不下降，入睡变得更加困难（详情请见第 57 页）。

==睡前不要让大脑思前想后非常重要。这是因为思考会使大脑兴奋，增强交感神经的作用。==不过，虽说建议大家"什么都不要想"，实际上做到这一点很难吧。我在这里介绍一个简单的小技巧。

大家有没有这样的经验呢？坐在电车上眺望窗外，看着变幻莫测的风景，就不会感到厌烦，能一直津津有味地欣赏下去。但如果一直是相同的景色，就会莫名感觉发困。这是因为大脑==在单调的环境中会停止思考，感到无聊并产生困意。==

我们可以反过来利用这种机制，==让自己在就寝前处于单调的环境中。==比如可以试着听古典音乐，看安静的电影，故意阅读难懂的图书等。这样就会难以思前想后，变得容易入睡了。

"肌肉放松操"能够十分有效地缓解身心紧张，将入睡所需时间缩短一半

"认知行为疗法"是治疗失眠症的方法之一。这是一种从患者认识和接受事物的方式入手，放松患者心情，让患者能够控制行为的心理疗法。它主要有三大要点：一是让患者掌握关于睡眠的正确知识；二是重新构建患者认知，以修正"我睡不着，我的所有不适都是失眠造成的"这种错误认识；三是向患者推荐能够带来优质睡眠的好习惯。第三点中推荐的习惯包括肌肉放松训练（肌肉放松操）、呼吸法等放松技巧。

要改善入睡，放松下来增强副交感神经的作用非常重要。不过，就算对您说"请放松"，想要照着指示去做也并非易事。

我推荐的放松方法是"肌肉放松操"。肌肉放松操是美国精神生理学家埃德蒙·雅各布森在 20 世纪 20 年代构思的放松技巧，正式名称为"渐进式肌肉放松训练"。

人在感到不安、紧张、恐惧等情感时会产生压力，在无意识中全身发力，引起肌肉紧绷。因此，是否能够认为放松肌肉可以消除不安和紧张呢？肌肉放松操诞生于这种想法。

"肌肉放松操"帮助入睡的机制

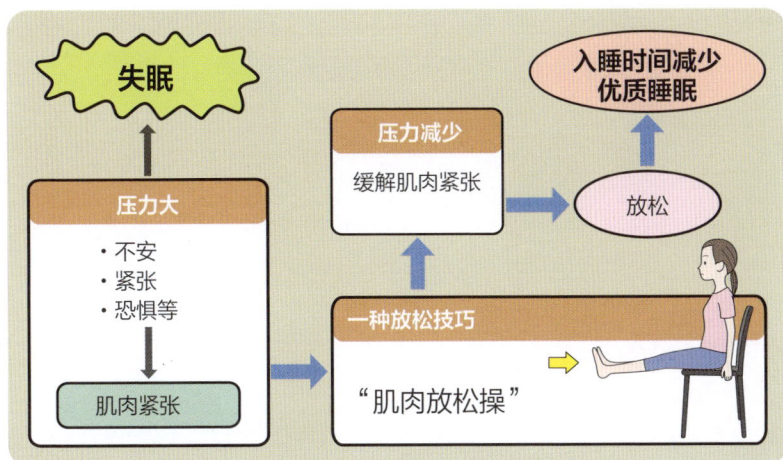

失眠

压力大
· 不安
· 紧张
· 恐惧等

肌肉紧张

压力减少
缓解肌肉紧张

一种放松技巧

"肌肉放松操"

放松

入睡时间减少
优质睡眠

　　肌肉放松操需要重复肌肉用力和放松的动作（做法请参照第 53 页）。有意识地放松紧张的肌肉非常困难，不过，先让肌肉紧张起来会更容易放松。

　　可以推测，肌肉放松能够带来精神放松。

"肌肉放松操"能将入睡时间缩短一半！

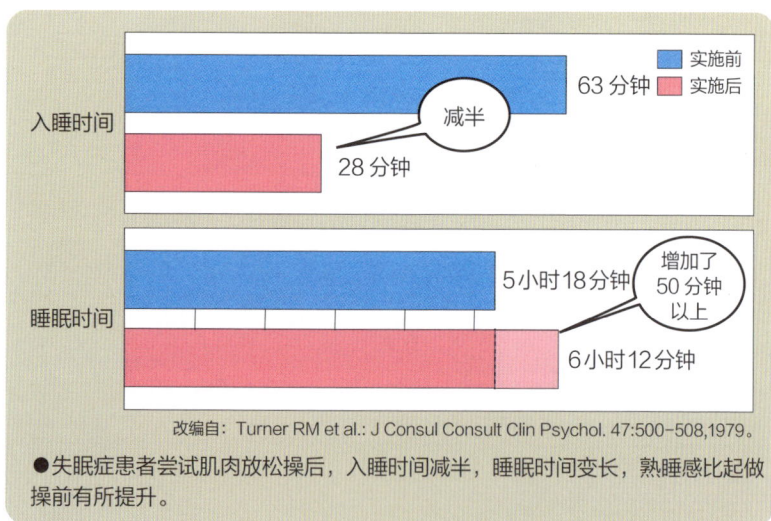

	实施前 ■ 实施后 ■
入睡时间	63 分钟 减半 28 分钟
睡眠时间	5小时18分钟 增加了50分钟以上 6小时12分钟

改编自：Turner RM et al.: J Consul Consult Clin Psychol. 47:500-508,1979。

●失眠症患者尝试肌肉放松操后，入睡时间减半，睡眠时间变长，熟睡感比起做操前有所提升。

使副交感神经处于主导地位，让入睡变得更加容易。

实际上，以50名慢性失眠症患者（24～79岁的男女各25人）为对象，让他们坚持做四周肌肉放松操的实验结果表明，**入睡时间平均值原本为63分钟，做操后缩短到28分钟，睡眠时间比起做操前增加了50分钟以上，熟睡感也有所提升。**

肌肉放松操不仅针对失眠有效，对于改善高血压和心律不齐、慢性头痛、烦躁和不安、情绪低落等症状也有效果，甚至它还能够减轻癌症患者的疼痛。

肌肉放松操最好在睡前进行，重要的是养成在适合自己的时间段做操的习惯

　　肌肉放松操有各种各样的做法，这里介绍一种非常简单的方法。身体的一部分肌肉用力 10 秒，然后迅速放松 15 秒左右，体会放松的感觉。

　　以解决失眠问题为目标的肌肉放松操基本在睡前进行。可能有很多人对"睡前"的概念有疑问："睡前具体来说是睡觉前多少分钟呢？"其实这个问题没有答案。因为每个人都有自己的睡眠情况，别人的最佳答案用在自己身上未必合适。做操时间因人而异。或许 A 感觉在即将上床睡觉时做操能够睡得很好，而 B 感觉在睡前 30 分钟做操最有效果。建议您多多尝试，找到最适合自己的做操时间。例如，"做完这个操马上躺床上了，但没有很快睡着。"假如出现了这种情况，下次就试着在上床睡觉 5 分钟前做操吧。如果上床 5 分钟前做操能睡得很好，那么推荐您养成在这个时间做肌肉放松操的习惯。

　　除了肌肉放松操，只要是能给自己的睡眠带来良性影响的做法，都可以积极养成习惯。我将这种习惯称为"积极日常行为"。

要基于睡眠的机制思考"做什么能让自己睡好"，并采取对自己而言有益的习惯。

实际上，大脑有着偏好"通常模式"的特点。睡前重复通常所做的事，大脑就会感到安心，不会思前想后，进入休息模式就变得更容易。另外，养成习惯以后，大脑便会判断"做完这件事就要睡觉"，在积极日常行为后自然产生困意。

有时，一种"消极负面日常行为"就像预警一样，让人觉得不做这件事就睡不好，引起紧张进而妨碍安睡。也就是说，我们要避免变得过于克制自己，**重要的是不去想"不做这件事就睡不好"，而是要想"做了这件事就能睡好"。**

做肌肉放松操需要您的身体的一部分肌肉用力 10 秒，感受到肌肉紧绷的感觉后，迅速放松 15 秒左右，体会放松的感觉。肌肉放松能够带来精神放松，起到使入睡变容易的作用。

基本姿势

后背挺直，不要靠着椅背，轻轻坐在椅子上。

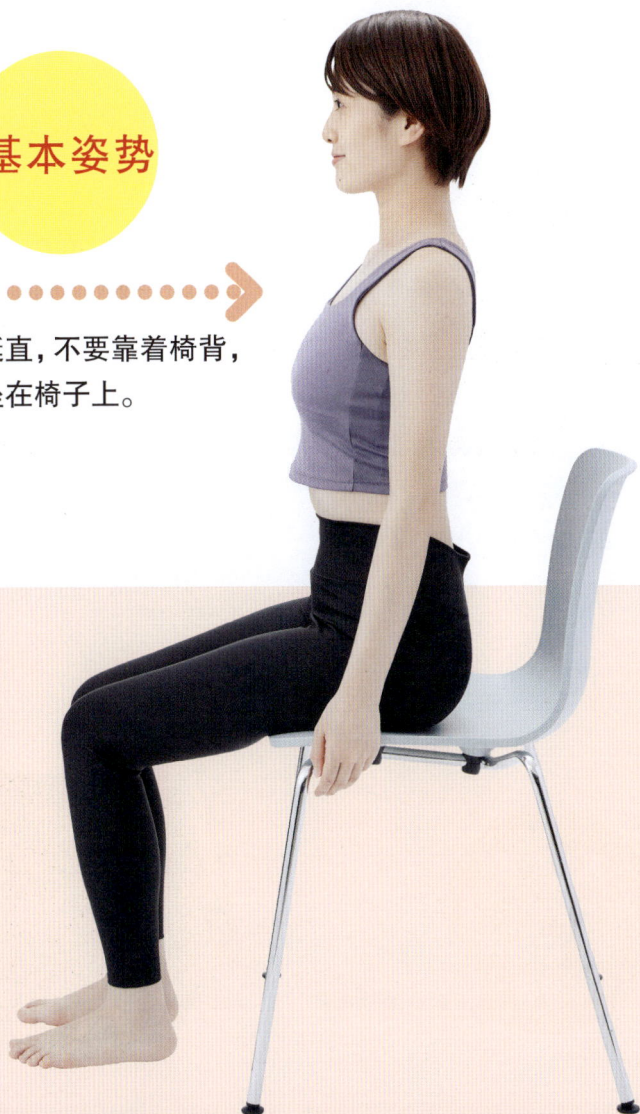

肩

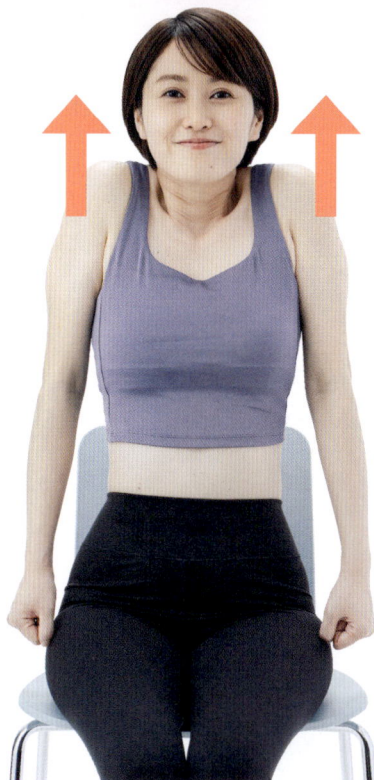

效果 缓解肩部紧张，促进血液流动，让身体放松，轻松入睡。

① 用力向靠近耳朵的方向提起两肩，保持不动 10 秒。

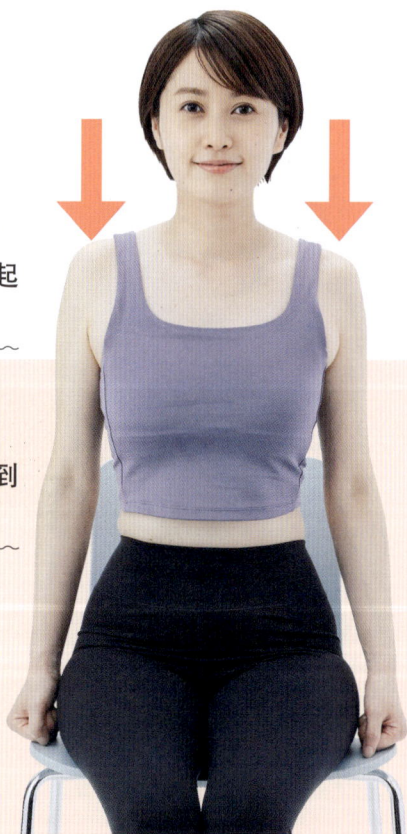

② 迅速放松，肩膀回到原位，休息 15 秒。

重复步骤 ①~② 2~3 次，用时约 1 分钟

在睡前进行

腿

效果

大块肌肉集中在腿部,通过放松此处促进全身血流通畅。

① 脚尖向上伸直双腿,腿上侧的肌肉发力,保持不动 10 秒。

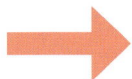

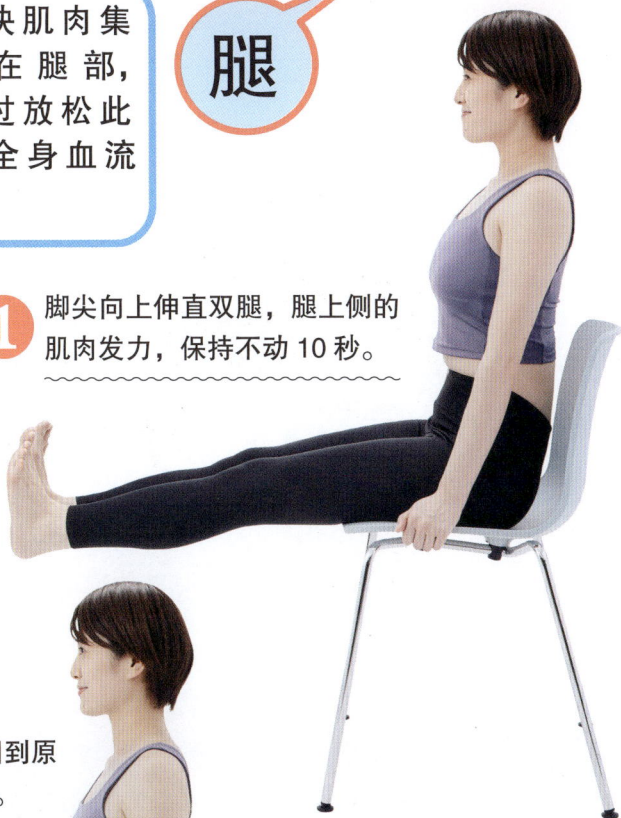

② 迅速放松,腿回到原位,休息 15 秒。

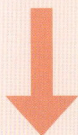

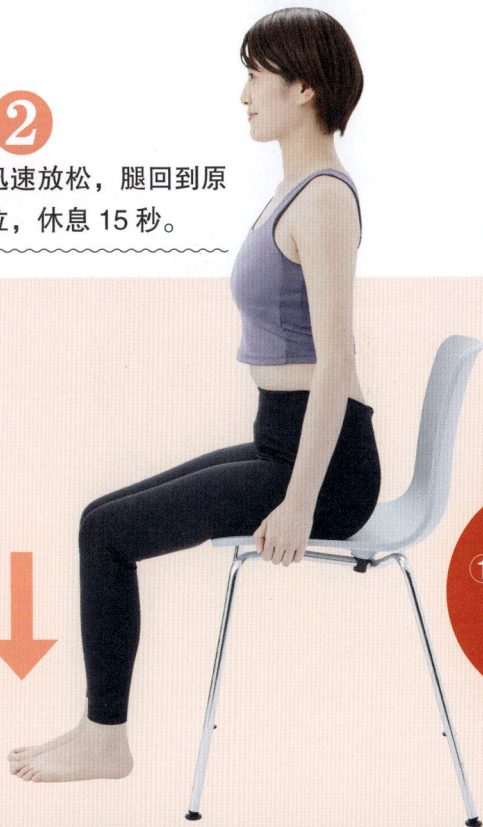

重复步骤 ①～② 2～3 次,用时约 1 分钟

在睡前进行

55

脸

效果 放松面部肌肉（尤其是眼周），改善血液循环，起到放松作用。

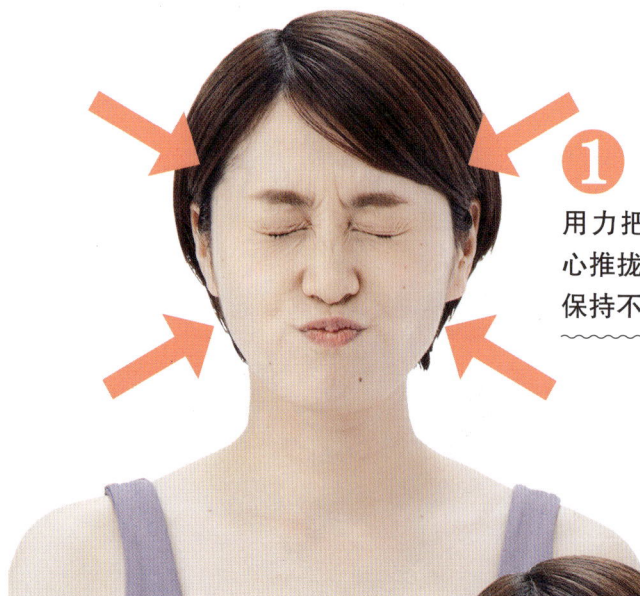

① 用力把整个脸向中心推拢，咬紧牙关，保持不动 10 秒。

重复步骤①~②2~3次，用时约1分钟

在睡前进行

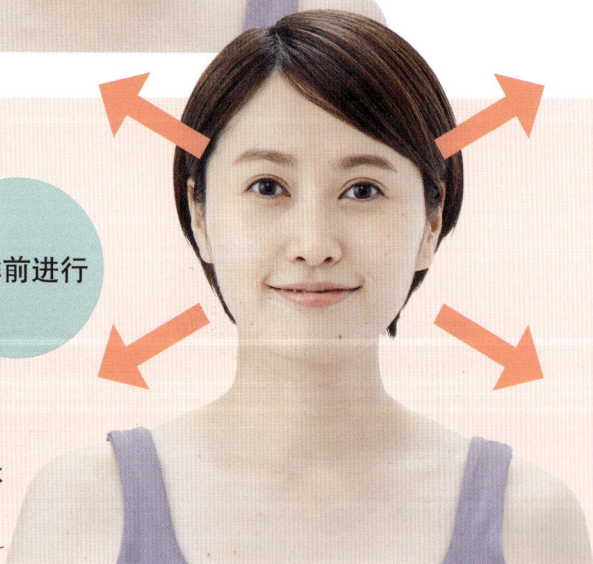

② 迅速放松，休息 15 秒。

56

怕冷也会导致失眠，但穿着袜子睡觉反而效果不佳，睡前 30 分钟"温暖足部"能发挥显著效果

有不少人表示，自己因为怕冷而手脚发凉睡不着。对于这类人群，除了肌肉放松操，我还想推荐睡前温暖足部的做法。

深部体温的节律与睡眠有着密切的关系。一般而言，深部体温白天较高，夜晚降低，睡意随着深部体温下降而增强。

深部体温通过散热降低，而手脚就是主管散热的部位。这是因为手脚有着较大的表面积和丰富的毛细血管。包含手脚在内的皮肤温度变化规律与深部体温相反，白天降低，夜晚升高。我们的身体通过夜晚提高手脚的皮肤温度来发散体内热量，以此降低深部体温。

然而，怕冷的人处于手脚毛细血管收缩，难以散热的状态。因此深部体温难以降低，入睡也就变得困难。

为了促进散热，关键的第一步是提高皮肤温度。

推荐因怕冷而睡不着的人在就寝前泡脚

泡脚的做法

- 就寝前 30 分钟进行
- 将脚浸泡在 40 ~ 42℃ 的热水里 10 ~ 15 分钟

泡脚的效果

① 集中温暖毛细血管密布的足部。

② 泡脚后，皮肤温度上升，能够有效地散热。

③ 通过散热降低深部体温，变得容易入睡。

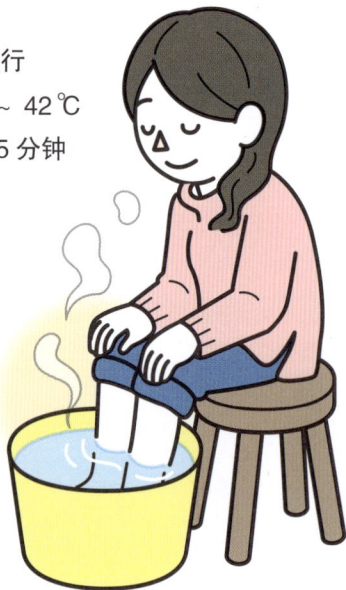

在这里我推荐各位在就寝前 30 分钟泡脚。泡脚能够集中地温暖毛细血管密布的足部，促进足部有效地散热。

另外，我也推荐睡前穿袜子。不过，请在足部温度上升一定程度后脱掉袜子。袜子能够防止热量流失，因此穿着袜子就寝会妨碍足部散热，深部体温难以下降，造成难以入睡的结果。请注意不要穿着袜子入睡，最晚一定要在足部暖和后脱掉。

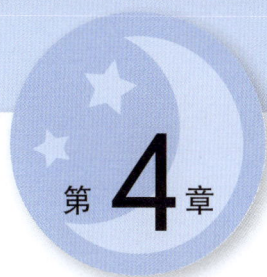

第 **4** 章

【睡眠中途醒来】

用1分钟熟睡呼吸法，改善在夜里或者早上的"中途醒来""过早醒来"

哈佛大学医学部
客座教授
根来秀行

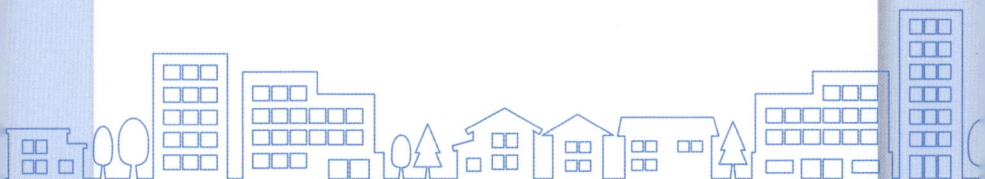

睡眠浅，夜里或早上会醒来的重要原因是就寝时交感神经仍在工作，保持着兴奋状态

我在医院接诊时，发现许多人虽然身体不适，接受诊察和检查后却发现没有称得上疾病的问题，就像是患者预备军。这一类身体不适的患者中有不少人的生活方式有问题。于是，我多数情况会建议患者"请按时吃饭""请定期锻炼"。在此之上，我还会建议患者重视睡眠。==这是因为睡眠对身体健康起到了极为重要的作用。==

在睡眠中，我们的身体看似休息着，其实体内的自主神经和各种激素正在运作，修复白天的活动中损伤的细胞。可以说睡眠时的体内就是一个将身体恢复到健康状态的"再生工厂"。因此，糟糕的睡眠情况一直持续会导致我们的身心出现问题。糟糕的睡眠中具有代表性的，有半夜醒来的"中途醒来"，和早上早早醒来的"过早醒来"。存在中途醒来和过早醒来问题的人群中，有不少人生活不规律。==生活不规律便会导致自主神经的平衡出问题。自主神经是优质睡眠的基础，它一旦失衡，睡眠质量自然也会降低。==

自主神经分为白天活动时处于主导地位的交感神经，和夜晚睡

眠时处于主导地位的副交感神经。不规律的生活一旦导致自主神经失去平衡，交感神经反而在夜里占据主导地位的情况将会变得多见。

在睡眠中，我们会重复非快速眼动睡眠和快速眼动睡眠，睡眠随之时浅时深。如果在交感神经容易占主导地位的状态下入睡，睡眠过程中将会变得在睡眠变浅时容易醒来。而且，有不少人即使在醒来后副交感神经也无法占据主导地位，很难再次入睡。

==不在睡眠中途醒来的关键，就在于睡前好好让副交感神经处于主导地位，以此获得较深的睡眠。此外，即使在睡眠中途醒了，只要能让副交感神经再次回到主导地位，就能实现快速入睡。==

增强副交感神经功能的最佳方法是减慢呼吸频率，"1分钟熟睡呼吸法"有显著效果

想要改善中途醒来和过早醒来，使自主神经中让身心放松的副交感神经处于主导地位十分重要。不过，这不是想着"让它主导吧"就能做到的事。因为说到底，自主神经就是独立于人的意识而管理身体运作的神经。

在这里我建议各位运用好"呼吸"。一般来说，呼吸由自主神经管理，在无意识之中进行，不过也能有意识地干涉它。也就是说，可以通过有意识地改变呼吸，反过来影响自主神经。

呼吸对于维持生命不可或缺。我们通过吸气摄入氧气，通过呼气排出二氧化碳。这种换气通过肺的扩张和收缩进行，但肺自身并不具有扩张和收缩的能力。使肺活动的，是膈肌和呼吸系统肌肉的扩张和收缩。

用于保护肺的肋骨及其呼吸肌统称为"胸廓"。肺在胸廓里像一个胶皮气球，胸廓的下半部分有着穹顶状（圆盘状）的膈肌。其实，膈肌的周围有着密集的自主神经，就像一块"自主神经传感

器"。因此，使膈肌大幅移动可以刺激自主神经，尤其是慢慢舒张膈肌时能够使副交感神经处于主导地位。

关于自主神经和呼吸的关系，我在哈佛大学医学部使用能够详细测量自主神经和脑波的最新医疗器械做过研究。基于这个研究，我开发了两种 1 分钟熟睡呼吸法——"4-4-8 呼吸法" 和 "10-20 呼吸法"，下面介绍给各位。1 分钟熟睡呼吸法的要点是，有意地进行缓缓刺激膈肌的腹式呼吸。

呼吸大致分为 "胸式呼吸" 和 "腹式呼吸" 两种。简单来说吸气时胸部扩张的是胸式呼吸，主要通过肋间肌带动胸腔（胸廓包围的内部）扩张和收缩来进行。与之相对的，腹式呼吸通过鼻子缓缓吸气使腹部膨胀，通过鼻子呼气来从腹部排出废气。腹式呼吸吸气时腹部之所以会膨胀，是因为膈肌收缩并向下移动，提高了腹压。此时胸膜腔内压下降，肺部扩张，因而得以吸气。呼气时，让腹部凹下去使得膈肌舒张并向上移动，胸膜腔内压升高，肺部收缩，空气就从肺里被挤出去了。注意腹式呼吸时要缓缓呼气，这样能够使副交感神经处于主导地位。

腹式呼吸影响自主神经的机制

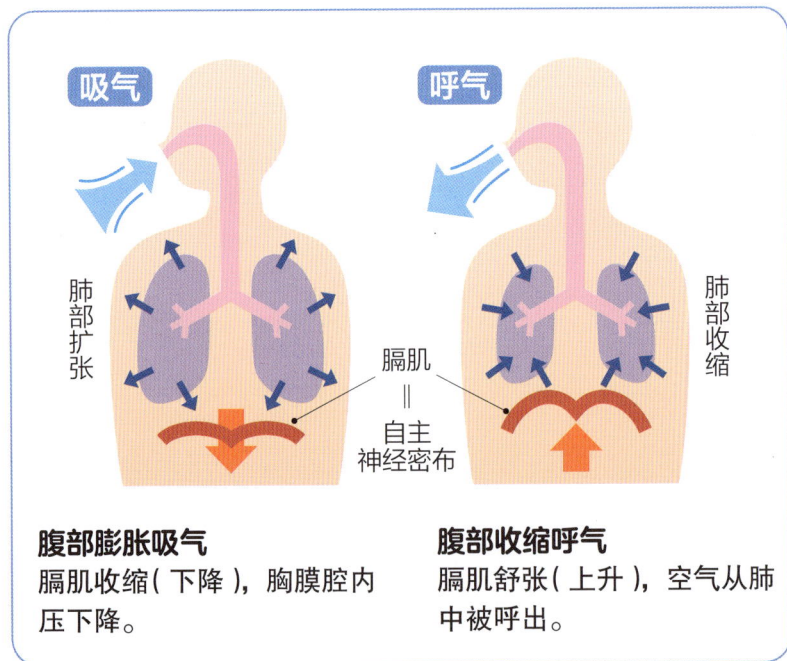

吸气   呼气

肺部扩张   肺部收缩

膈肌
=
自主神经密布

腹部膨胀吸气
膈肌收缩（下降），胸膜腔内压下降。

腹部收缩呼气
膈肌舒张（上升），空气从肺中被呼出。

 1分钟熟睡呼吸法需要有意识地呼气呼得更久。其结果是使副交感神经认真工作，从而有助于入睡。

"褪黑素"是产生睡意的睡眠激素，睡前尝试"4-4-8 呼吸法"可以间接促进其分泌

想要获得良好的睡眠，需要保持自主神经的平衡，让副交感神经在夜间处于主导地位。

在这里，请各位务必尝试"4-4-8 呼吸法"。4-4-8 呼吸法的基础是用鼻子缓缓吸气，再从鼻子缓缓呼气的腹式呼吸。做的时候尤其要特别注意呼气。

进一步讲，在"吸气、呼气"间"屏息"是 4-4-8 呼吸法的一大特征。屏息能够让全身细胞更容易运送氧气，有效缓解疲劳。另外，屏息可以使呼吸速度变得更加舒缓，起到进一步强化副交感神经功能的作用。

除了副交感神经，让与睡眠有关的重要激素——褪黑素正常分泌也非常关键。

褪黑素的分泌受生物钟影响，以接近 24 小时的节律发生波动。早上沐浴阳光时，节律便会重置，从此时开始大约 15 小时后，褪黑素的分泌量增加，困意便会产生。另外，褪黑素有提高睡眠质量的功能。因此，褪黑素也被称作睡眠激素，是优质睡眠不可或缺的物质。

然而，褪黑素的分泌会随着年龄增长而减少。而且，傍晚到夜晚时沐浴人工光源会抑制褪黑素分泌。失眠患者中有不少人的褪黑素分泌存在问题。

其实 4-4-8 呼吸法可以间接促进褪黑素分泌。之所以这么说，是因为研究表明，4-4-8 呼吸法这种有节奏的动作能够促进褪黑素的原料——血清素分泌。

如上所述，4-4-8 呼吸法有望通过使副交感神经处于主导地位，间接促进褪黑素分泌，从而帮助人改善睡眠，并且它只需要花费睡前很短的一段时间来做，希望各位务必尝试一下。

"4-4-8 呼吸法" 的做法

效果
使副交感神经处于主导地位，间接促进褪黑素分泌，有助于获得良好睡眠和缓解疲劳。

准备

以放松的姿势坐在椅子上，两手置于肚脐的上方。进行 2～3 次腹式呼吸来做准备，然后彻底呼出空气。

动作要领

腹式呼吸是基础。用鼻子缓缓吸气，再通过鼻子缓缓呼气。做的时候尤其要注意呼气。

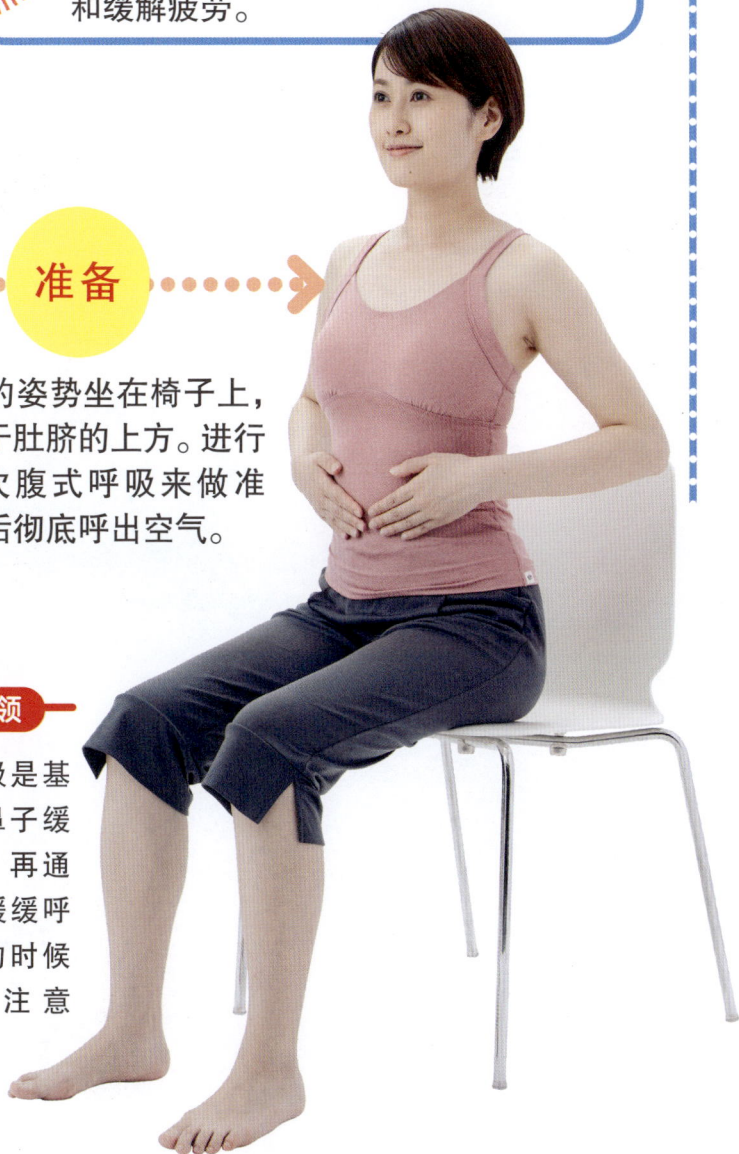

①

让腹部膨胀的同时，通过鼻子吸气 4 秒。

吸气
4 秒

②

屏息保持 4 秒。

屏息
4 秒

呼气
8 秒

③

从腹部挤出空气，通过鼻子呼气 8 秒。

重复步骤
①～③ 3 次为
一组，用时
约 1 分钟

睡前做
2 ～ 3 组

睡眠中途醒来后无法再次入睡时，躺在被窝里就能做的"10-20 呼吸法"效果显著

在睡眠中途醒来的人，常常会出现醒来后过于想要睡着，反而导致无法再次入睡的情况。这些人觉得必须睡着而对自己施压，就会导致精神紧张，引起交感神经兴奋。

在睡眠中途醒来时，请试试可以在被窝里做的"10-20 呼吸法"。10-20 呼吸法的一大特征是 10 秒吸气 20 秒呼气，1 分钟里进行两次深呼吸。实施 10-20 呼吸法，能够使交感神经镇静下来，强化副交感神经的作用，从而顺利地实现再次入睡。

"10-20 呼吸法"成效很快这点令人欣喜，各位听说过"α 波"这个词语吗？人类的脑电波根据频率可以大致分为"α 波""β 波""θ 波""δ 波""γ 波"，处于主导地位的脑电波会根据精神状态和自主神经平衡的不同发生变化。大脑在活动和兴奋时容易产生 β 波，越是放松 α 波就产生得越多。

我研究了自己开发的各种各样的呼吸法与脑电波之间的联系，确认每种呼吸法都能增加 α 波，不过 10-20 呼吸法能够非常快地

产生这种变化。也就是说，==10-20 呼吸法带来的放松效果比其他呼吸法见效更快。==

==进行 10-20 呼吸法时请闭上双眼，这样能够促进 α 波产生。==

==另外，进行 10-20 呼吸法时请将意识完全集中在呼吸上，这样能让您不去思前想后，觉得"自己可能睡不着"。==

迄今为止，我向许多患者介绍了 1 分钟熟睡呼吸法，他们欣喜地告诉我自己的失眠状况得到了改善。例如，企业经营者 S 先生（男性，58 岁）因高血压前来就诊，同时也存在失眠的烦恼。他在工作中需要快速做出许多决断，为此感到压力很大。于是我建议 S 先生采用 1 分钟熟睡呼吸法。结果是一个月后他再次就诊时血压下降了，睡眠状态也得到了很大改善。

会在睡眠中途醒来的人士请务必尝试这种呼吸法。

"10-20 呼吸法" 的做法

效果

在睡眠中途醒来等无法入睡的时候进行，能够使副交感神经掌握主导地位，顺利地实现再次入睡。

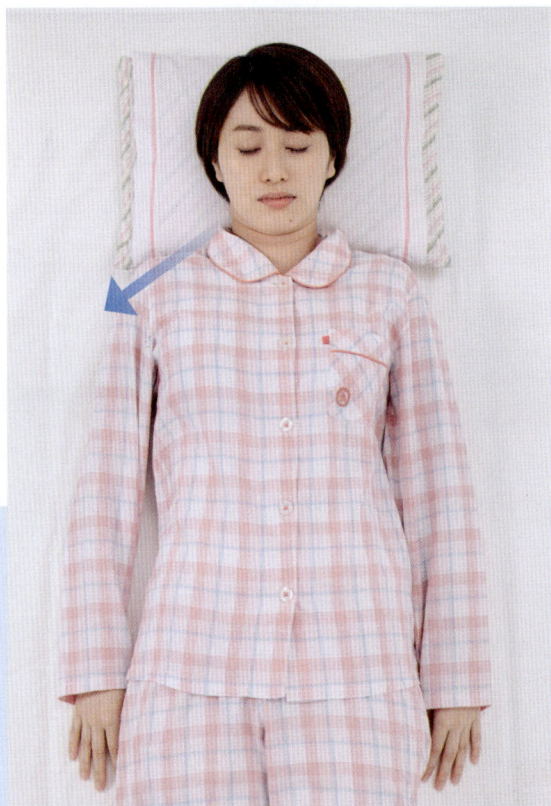

① 仰面躺下，使下腹部缓缓凹下去，彻底呼完气。

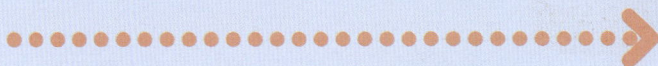

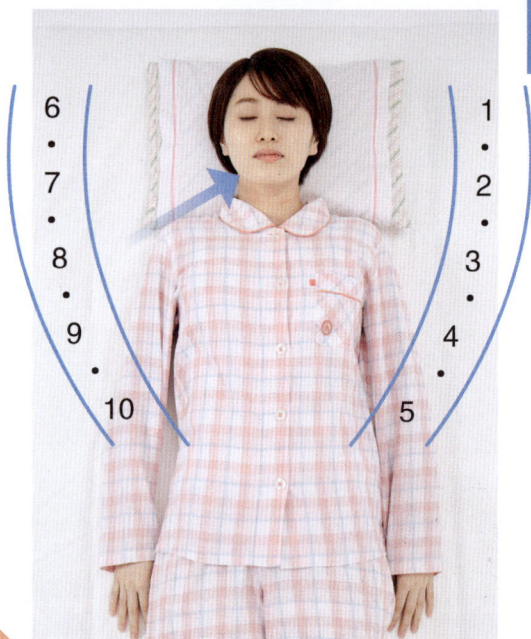

"10-20 呼吸法" 的做

6 · 7 · 8 · 9 · 10

1 · 2 · 3 · 4 · 5

②

放松下腹部和肛门，让下腹部缓缓膨胀，10秒内自然地通过鼻子吸气。

③

一边从脖子到胸部慢慢放松，一边用20秒自然地通过鼻子呼气。这时注意让下腹部缓缓凹下去，缓缓提肛，然后彻底呼出空气。

对于做起来感觉有难度的人，只要尽力做就可以！

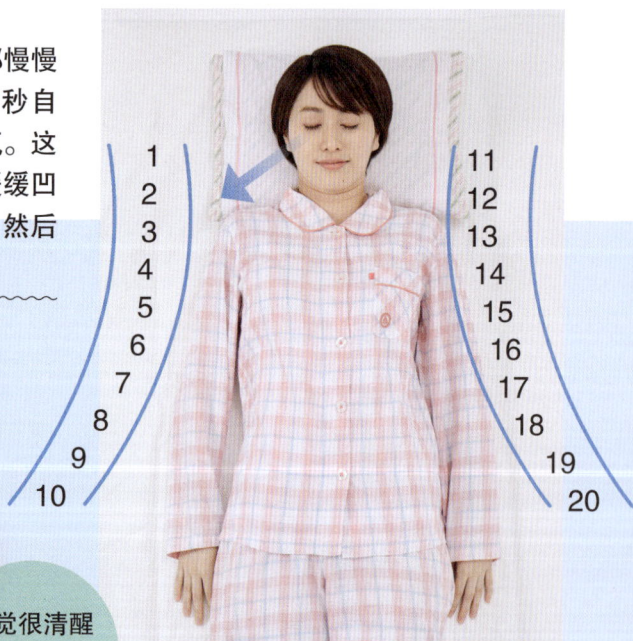

1 2 3 4 5 6 7 8 9 10

11 12 13 14 15 16 17 18 19 20

重复步骤②～③两次，用时约1分钟

感觉很清醒睡不着时反复进行

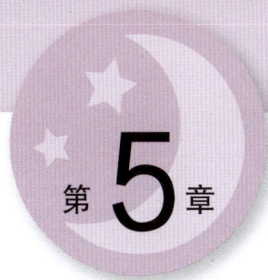

第 **5** 章

【感觉没睡好】

感觉睡得不熟的"熟睡困难"的原因在于睡眠质量低下，就寝前做1分钟安眠伸展操能有效带来深度睡眠

庆应义塾大学
特聘副教授
白滨龙太郎

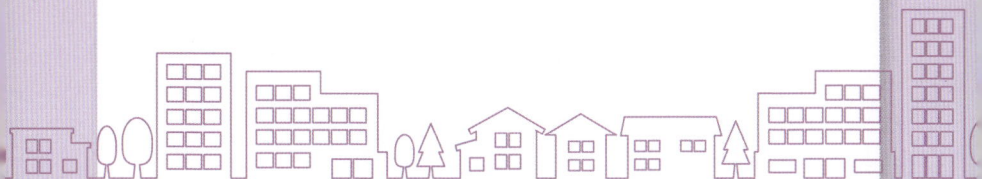

感觉睡得不熟说明睡眠质量低下，关键在于就寝后4小时以内能睡得多沉

明明睡眠时间足够长，起床时却仍然感到疲劳乏力，感觉自己没睡好。这种类型的失眠就是"熟睡困难"。

熟睡困难有时是由失眠以外的睡眠问题（睡眠障碍）引起的。会引起熟睡困难的睡眠障碍有"睡眠呼吸暂停综合征"和"周期性肢体运动障碍"。睡眠呼吸暂停综合征表现为睡眠时呼吸多次暂停，会引起多种并发症。呼吸暂停会导致大脑氧气不足，睡眠因此变浅。呼吸暂停不仅会让人在起床时感觉没睡好，还会引起头痛，或者白天出现强烈的困意与倦怠。周期性肢体运动障碍表现为睡眠时肢体不受控制地活动。肢体活动会导致人在夜里醒来，即使人没有醒来，大脑也会因此变得清醒，导致无法获得熟睡感。

这些情况的熟睡困难存在通过治疗疾病解决的可能性。睡眠呼吸暂停综合征和周期性肢体运动障碍的自觉症状比较少，是患者本人很难发觉的疾病，一旦别人指出症状时，请务必尽快就诊。

没有特别的原因却睡不熟的人也有不少。存在熟睡困难的人，

起床时无法获得睡得香甜的满足感，因而在白天感到困意，甚至影响日常生活。

不过说到底，熟睡究竟是一种怎样的状态呢？睡眠的一大目的是缓解大脑和身体的疲劳。经过一夜安睡，早上神清气爽地起床，可以认为这种状态说明大脑和身体的疲劳确实通过睡眠得到了缓解。这就是优质睡眠。

我们的睡眠不是时常保持同一个状态，而是以大约 90 分钟为单位，一个晚上重复 4 ～ 6 次较浅的快速眼动睡眠和较深的非快速眼动睡眠组成的睡眠周期。

在快速眼动睡眠状态中，身体虽然在休息，大脑却在活跃地整理信息。我们的梦就是出现在快速眼动睡眠时。

另一种非快速眼动睡眠状态是大脑和身体都在休息。根据大脑的休息水平，非快速眼动睡眠分为 3 个阶段。

第一阶段是较浅的睡眠，第二阶段是虽然平稳但不是很深的睡眠，第三阶段是睡得最沉的深度睡眠（慢波睡眠）。处于深度睡眠时，就算稍微出现了一点动静，人还是睡得很熟，不会被吵醒。

理想的睡眠模式

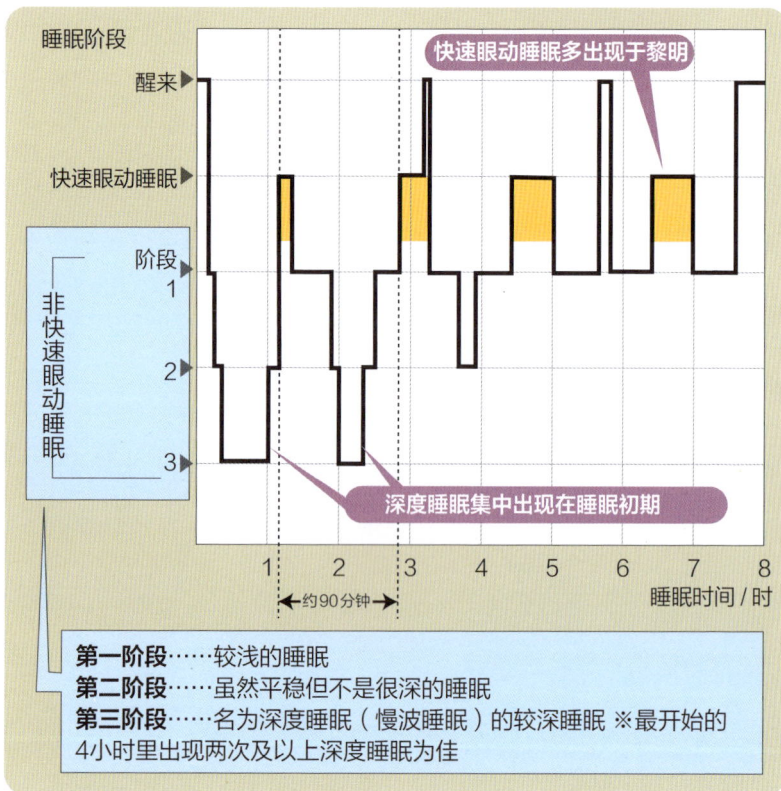

睡眠阶段

快速眼动睡眠多出现于黎明

醒来▶

快速眼动睡眠▶

```
非
快    阶段▶
速    1
眼
动    2▶
睡
眠    3▶
```

深度睡眠集中出现在睡眠初期

1　2　3　4　5　6　7　8

◀约90分钟▶

睡眠时间 / 时

第一阶段……较浅的睡眠
第二阶段……虽然平稳但不是很深的睡眠
第三阶段……名为深度睡眠（慢波睡眠）的较深睡眠 ※最开始的
4小时里出现两次及以上深度睡眠为佳

==睡眠时获得足够的深度睡眠，能够缓解白天持续工作的大脑和身体的疲劳，早上心情舒畅地起床。==反过来说，深度睡眠不足的情况下，无论睡眠时间多长，大脑和身体都会因为没有睡熟而无法得到充分休息，起床时仍会感到倦怠和疲劳。这样是称不上优质睡眠的。

　　换言之，睡眠质量取决于是否获得了深度睡眠。

　　快速眼动睡眠容易出现在睡眠后半部分（黎明），相对地，深度睡眠集中出现在入睡后 4 小时以内。深度睡眠最开始出现，是在入睡后 30 分钟左右。这时，生长激素分泌量达到顶峰，用于修复白天受伤的身体细胞。在之后的 2 ～ 4 小时中，深度睡眠还会出现1 ～ 2 次。

　　防范熟睡困难问题，关键在于在入睡后 4 小时内获得充足的深度睡眠。深度睡眠不足，大脑和身体就会在没有缓解疲劳的状态下迎来新的一天。这样就无法获得熟睡感。据说如果深度睡眠在入睡后 4 小时内出现了两次及以上，大脑和身体的疲劳就能缓解大半。起床时能否感觉到睡得很好，取决于就寝后 4 小时内能睡得多深。

睡眠深度受到"自主神经"和"深部体温"的影响，二者出现紊乱时常常会引起熟睡困难

人类原本的睡眠模式中，一个晚上快速眼动睡眠和非快速眼动睡眠会交替出现。非快速眼动睡眠中更深的睡眠叫作深度睡眠。就寝后 4 小时之内出现两次及以上深度睡眠，大脑和身体就能得到充分休息，睡得香甜。

能否获得良好的深度睡眠与自主神经和深部体温有关。

自主神经分为交感神经和副交感神经两种。交感神经在白天积极工作，使心跳变快，血压上升，创造方便我们活动的状态。而从傍晚到晚上，副交感神经变得活跃，心跳变慢，血压下降，身体进入放松状态。对于身体来说，终极的放松状态便是睡眠。

然而，现代人因为工作、人际关系、疾病等原因压力很大。暴露在压力中时，交感神经占据主导地位，身体变得紧张。这个状态如果持续到夜晚，身体便会保持和白天相同的活动模式，很难切换到放松模式，从而导致不能熟睡。

深部体温从比起床稍早的时间点开始上升，白天保持高体温，

一天里深部体温的变化

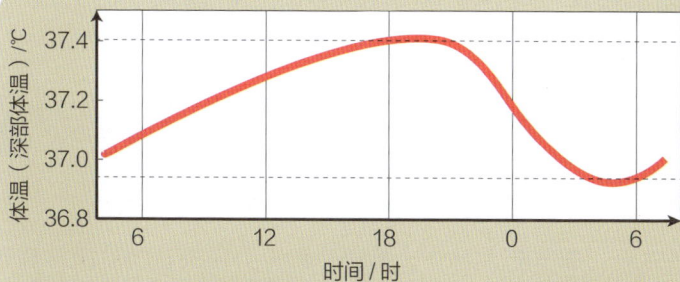

深部体温从比起床稍早的时间开始上升，一直到傍晚，
之后慢慢下降，困意随之产生。

维持身体的活动模式。之后到了晚上开始下降，在睡眠过程中保持低体温，以维持休息模式。并且，人类的身体有着深部体温降低时感到困意的机制。

此时，深部体温的高低差越大睡得越沉，而失眠患者中有许多人存在深部体温难以上升和下降的情况。深部体温变化较少，便会导致拉不开高低差，进而无法获得香甜的睡眠。

为了获得优质睡眠，调整自主神经和深部体温的节律是不可或缺的。可以认为，存在熟睡困难的人，正是因为这些节律紊乱，才会出现很难睡熟，或者熟睡时间短的问题。

安眠伸展操对于调节自主神经和深部体温十分有效，能够大幅提升睡眠质量

获得深度睡眠的关键在于自主神经和深部体温。想要睡得香甜，睡前调节好自主神经和深部体温的节律十分重要。

一方面，调节自主神经，需要使因压力而兴奋的交感神经平静下来，使副交感神经处于主导地位。另一方面，深部体温在高的时候和低的时候的差值越大就越能睡得熟，因此就寝前需要让深部体温经历从上升到下降的过程。

话虽如此，使副交感神经处于主导地位不是想做就能做到的，深部体温也不是能够自如地使其升高或降低的。

于是，我常常推荐的方法是用40℃以下的温水泡个舒适的澡（详见第98页）。然而，有的人很难实现每天都泡澡。因此，我开发了安眠伸展操。它可以更为简单且高效地调节自主神经和深部体温的节律，从而提高睡眠质量。

睡前做安眠伸展操，能够帮助您获得优质睡眠。不过，请注意，持之以恒很重要。养成习惯后，就形成"做了伸展操就能睡好"的条件反射，变得能在做完安眠伸展操后自然地睡得香甜。

做一周安眠伸展操就能增加深度睡眠

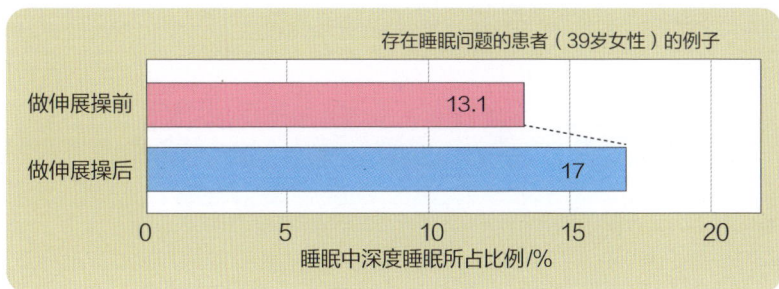

存在睡眠问题的患者（39岁女性）的例子

做伸展操前	13.1
做伸展操后	17

0　　　　5　　　　10　　　　15　　　　20

睡眠中深度睡眠所占比例/%

　　实际上，有睡眠问题的患者尝试着做了一周安眠伸展操后，确认深度睡眠的比例增加了。安眠伸展操非常简单，效果值得期待，希望因为不能熟睡而烦恼的人群务必尝试一下。

安眠伸展操只需要做 3 组动作！第一组是淋浴时就能做的"颈部按摩操"

安眠伸展操由"颈部按摩操""转手臂伸展操""弯脚踝深呼吸"3组动作组成。

这些动作都很简单，对体力没有要求，肢体僵硬的人也能不费力地做到。推荐养成睡前做安眠伸展操的习惯。

安眠伸展操的第一组动作，是用花洒中的热水冲刷后颈部的同时进行按摩的"颈部按摩操"（做法请参照第 84 页）。

后颈部聚集着大大小小许多血管，其中有为大脑供血的椎动脉。让水温偏高的花洒中的热水冲刷血管集中的部位，能够让血管像泡澡时一样扩张，促进血液循环。血液循环得到改善，深部体温就会上升。之后深部体温快速下降，就能获得深度睡眠。

另外，做颈部按摩操时，要在花洒中的热水冲刷后颈部的同时进行按摩。位于后颈部的脊柱最上部的颈椎及其周围的肌肉，支撑着约占体重 10% 的头部。而且，人们在使用计算机或看手机看得入迷时，姿势是低着头且脸朝下的。如果一直保持这个姿势，对颈椎和肌肉造成的头部重量负荷，会上升到头朝正面时的数倍。于

颈部按摩操能够缓解颈部僵硬

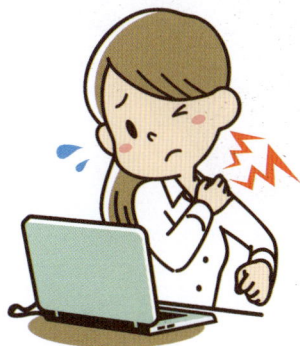

颈部肌肉紧张变硬会引起脖子痛和颈部僵硬，导致血液循环不畅。
颈部按摩操能够缓解颈部肌肉僵硬，改善血液循环，使深部体温变得更容易上升。

是，颈部的肌肉会愈发紧张和变硬，脖子痛和颈部僵硬的问题就此产生。肌肉一旦变得僵硬，在肌肉中的血管就会被挤压，导致血液循环不畅。

颈部按摩操能通过按摩缓解颈部僵硬问题。这样做促进了血液循环，使深部体温变得更容易上升。

但是，按摩时请注意不要太过用力。颈部肌肉的构造纤细而敏感，太用力按摩会损伤肌肉，存在引起炎症的风险。

颈部按摩操的做法

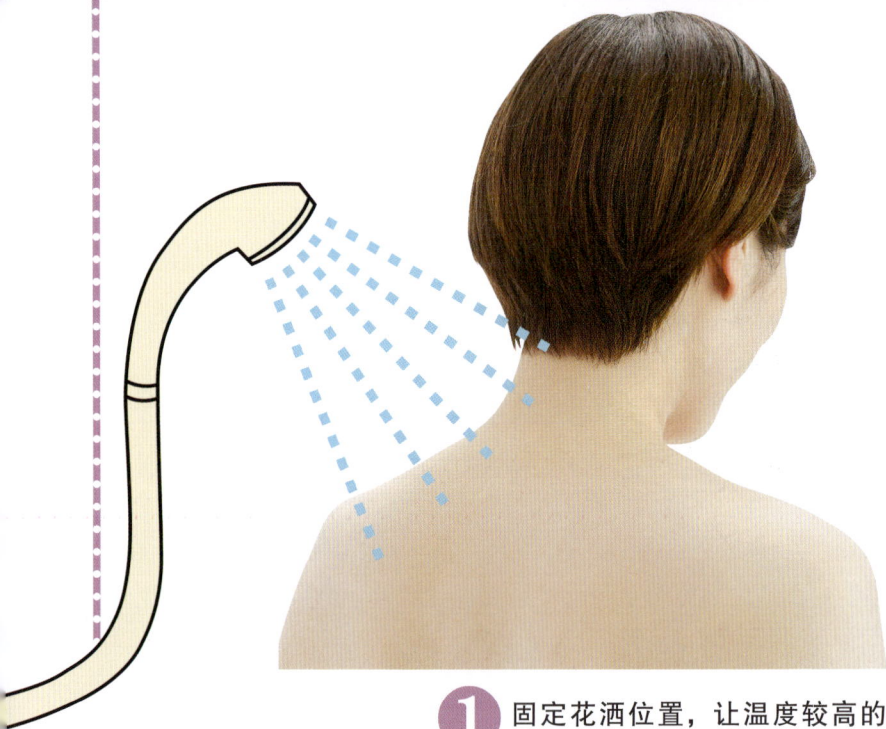

① 固定花洒位置，让温度较高的热水冲刷后颈部。

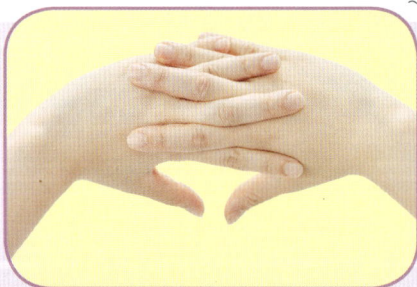

② 将双手大拇指以外的四指交叉，准备按摩颈部。

动作要领

● 不要用力按压颈部，动作幅度不要太大，要轻柔地进行。

● 出现头部充血或起身过快引起头晕目眩的情况时，马上停止按摩。

84

后颈部血管密布，因此温暖这里能改善血液循环，提升深部体温，之后深部体温快速下降，使人能够睡得更熟。通过按摩缓解颈部僵硬，血液循环便能进一步改善，深部体温更容易上升。

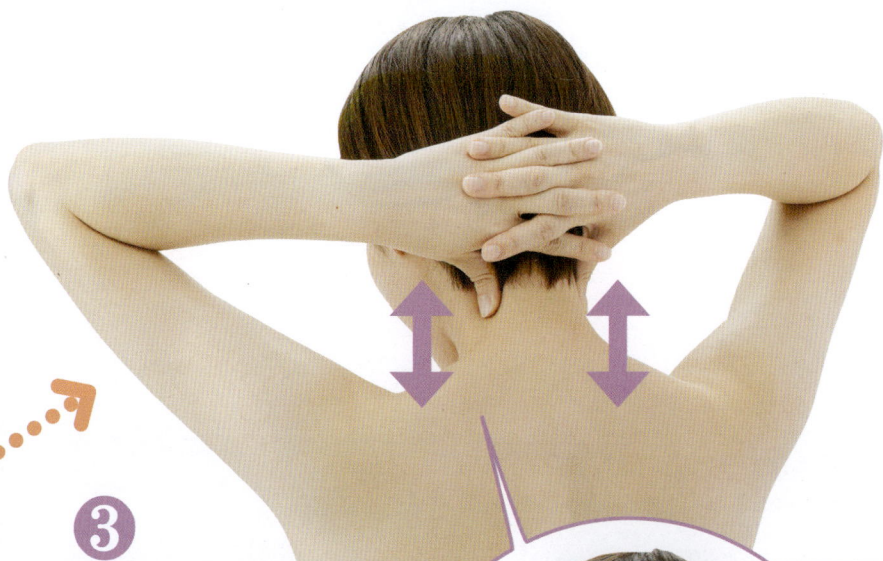

③

保持花洒中的热水冲刷后颈部，用两手大拇指轻轻夹住脖颈的凹陷处，缓缓上下移动交叉的手。

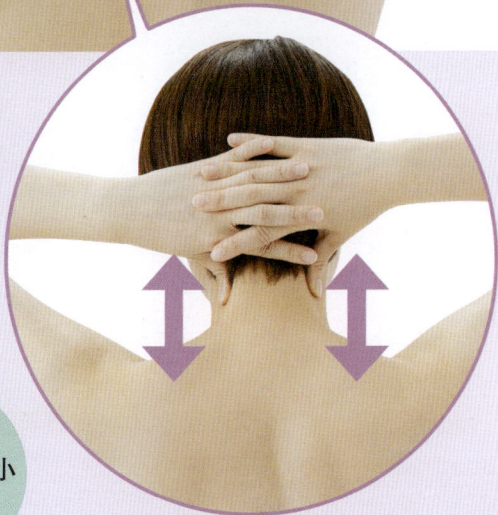

重复步骤
①～③，
用时约
1分钟

睡前1～2小时进行

第二组是躺进被窝前做的"转手臂伸展操"，能够让身体做好入睡准备，改善入睡

"颈部按摩操"结束后，下一组安眠伸展操是**"转手臂伸展操"**。这组操在上床睡觉前进行。**转手臂伸展操的目的是刺激肩胛骨周边。**肩胛骨周边存在许多生产热量的脂肪细胞"棕色脂肪细胞"。

我们的身体中存在两种功能截然相反的脂肪细胞。其中一种是"白色脂肪细胞"。白色脂肪细胞有着储存脂肪和能量的功能。

另一种脂肪细胞——棕色脂肪细胞有着分解脂肪产生热量的功能。新生儿身上的棕色脂肪细胞数量最多。新生儿需要离开约37℃的母亲体内，来到气温更低的环境中。为了使其能够适应，棕色脂肪细胞产生热量，保护着新生儿的身体。

过去人们认为，棕色脂肪细胞只存在于婴儿期，而后随着成长消失。然而，近年来的研究表明，成人的肩胛骨周边、颈部、腋下和脊椎周围也存在棕色脂肪细胞。

通过转手臂伸展操刺激肩胛骨，可以激活棕色脂肪细胞。其结果为提高产热，深部体温上升，有助于获得更深的睡眠。此外，激活棕色脂肪细胞的机制尚处于研究阶段。

==将左右肩胛骨向着彼此靠拢的方向缓缓转动手臂，能够活动肩胛骨周围的肌肉。这样一来改善了血液循环，深部体温进一步变得容易上升。另外，通过活动肌肉，身体得以放松，副交感神经功能因此变强，能够改善入睡。==

棕色脂肪细胞常见于肩胛骨周围

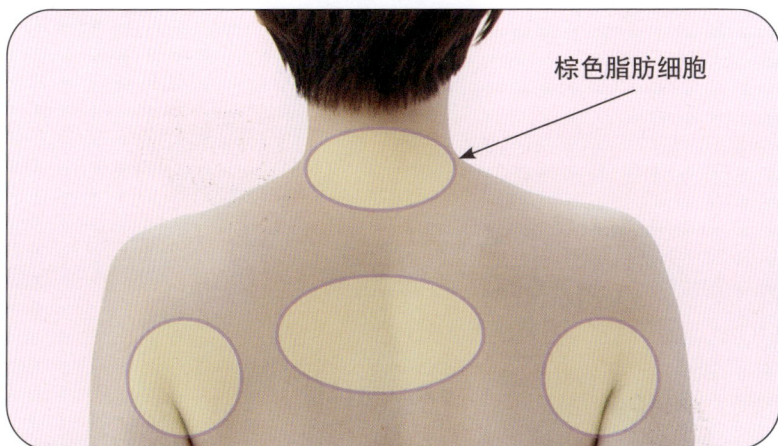

棕色脂肪细胞

能够提升深部体温的棕色脂肪细胞多存在于肩胛骨周边、颈部、腋下和脊椎周围。

　　现代社会中存在许多压力。我们往往在不知不觉中肩膀用力，导致肌肉紧张。转手臂伸展操能够有效缓解一整天都保持紧张状态的肩膀的疲劳。

转手臂伸展操的做法

1 手臂向内弯，腋下打开，手肘向上抬。

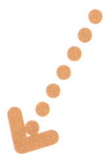

2 手臂向后大幅度缓缓转动。做动作时注意有意识地将肩胛骨互相靠近。

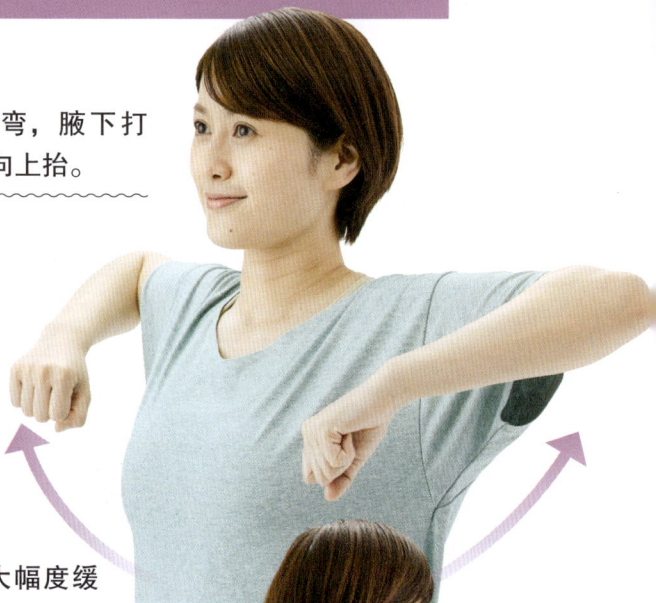

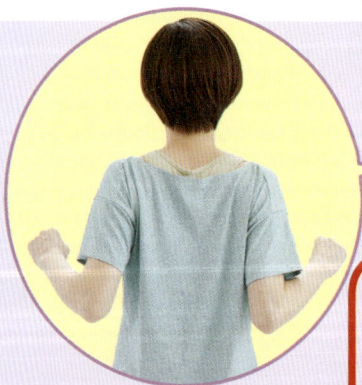

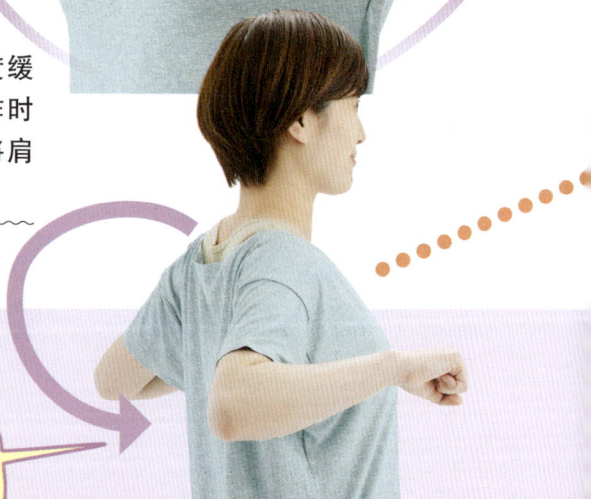

动作要领

● 在准备入睡、即将躺上床前，关掉房间的灯后做操。

● 抬不起手肘的人不用勉强，注意肩胛骨的动作，在力所能及的范围内做操即可。

激活肩胛骨周围负责产热的棕色脂肪细胞，使深部体温上升，更容易获得良好的睡眠。此外，活动肩胛骨周围的肌肉能够让副交感神经处于主导地位，使入睡更容易。

❸

手肘转回身体正面时，将双手手指交叉，手臂向前伸直，掌心向外。

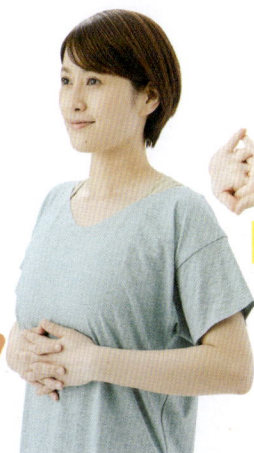

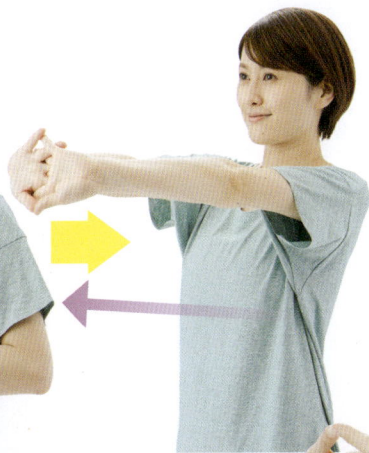

❹

保持这个姿势，将双臂举过头顶，用力伸展。保持2秒后放下手臂。

重复步骤①~④5~6次，用时约1分钟

上床睡觉前进行

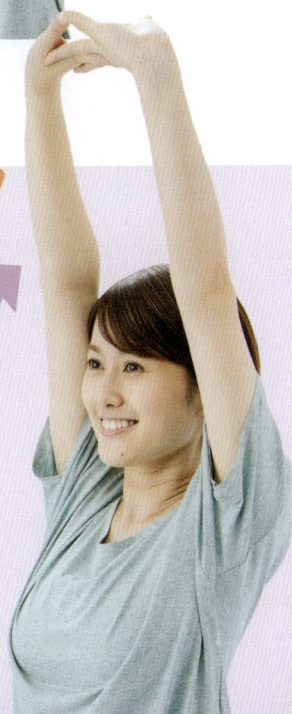

第三组是在被窝里就能做的"弯脚踝深呼吸"，能够让负责身体休息的副交感神经获得主导地位，加深睡眠

做完颈部按摩操和转手臂伸展操后，深部体温上升，这时需要让它下降。这是因为深部体温的高低差越大睡得越深。

安眠伸展操中的第三组"弯脚踝深呼吸"有降低深部体温的效果。

相信不少人听说过婴儿在感到困意时手脚温度会上升。这是因为手脚通过使血管扩张，借助皮肤散热，以此降低深部体温。

虽然不如婴儿显著，但是成年人的身体也会在夜间通过手脚散热，来降低深部体温。弯脚踝深呼吸的动作需要活动脚踝。这使得足部血液循环通畅，促进散热，深部体温就会更容易下降。

另外，弯脚踝深呼吸并不仅是单纯地活动脚踝，它的一大特征在于配合呼吸进行。缓慢的深呼吸有着强化副交感神经作用的效果。身心得到放松，就更容易获得深沉的睡眠。

而且，弯脚踝深呼吸要配合呼吸，脚踝用力向身前弯曲后放松，这个迅速放松的动作也是要点。脚踝用力会让肌肉紧张。迅速

==使其放松能够刺激小腿肚的肌肉，促进下肢的血液循环。其结果是==

==足部散热更多，深部体温变得更容易下降。==

　　就像这样，安眠伸展操巧妙利用了睡眠的原理。许多患者在进行安眠伸展操后，确实获得了深度睡眠，变得能够一夜好梦睡到早晨了。当然，只做一两天安眠伸展操是不会有效果的，首先请试着把它作为睡前习惯，坚持一两周吧。

弯脚踝深呼吸的做法

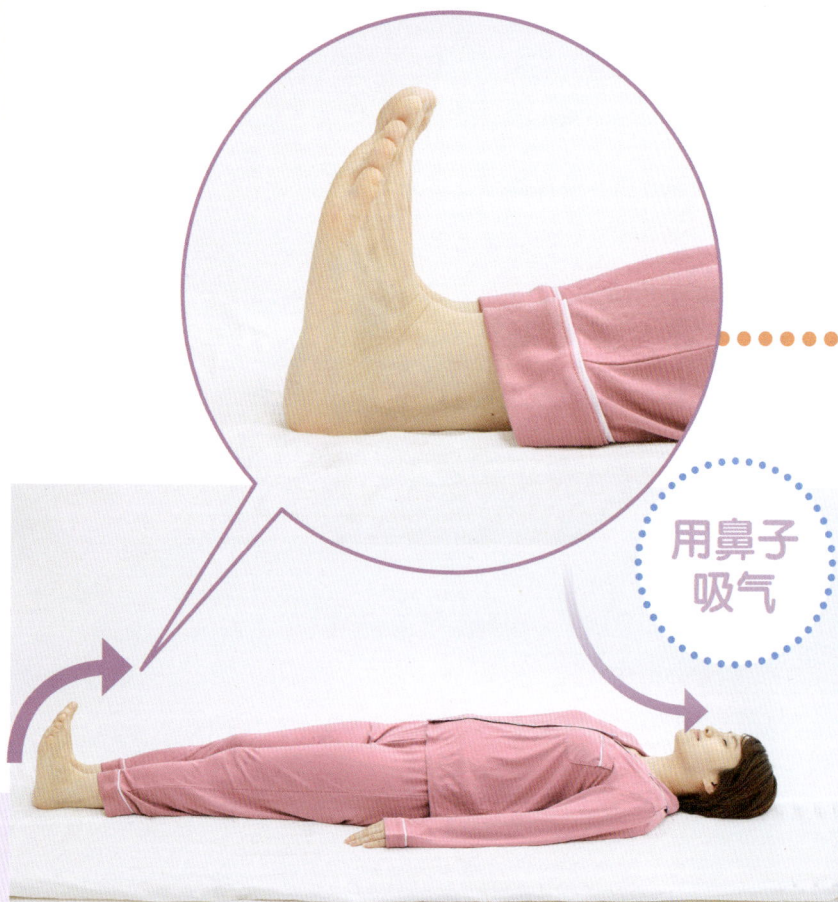

用鼻子
吸气

1 用鼻子缓缓吸气 3 秒，同时将脚踝向身前弯曲。

动作要领

● 在准备入睡、即将躺上床前，关掉房间的灯后做操。

● 感觉脚踝疼痛时不用勉强，只做深呼吸即可。在力所能
及的范围内做操即可。

效果 通过活动脚踝改善血液循环，使足部更快地散热，深部体温下降就会更容易。另外，缓慢的深呼吸能够使副交感神经处于主导地位，更容易睡得深。

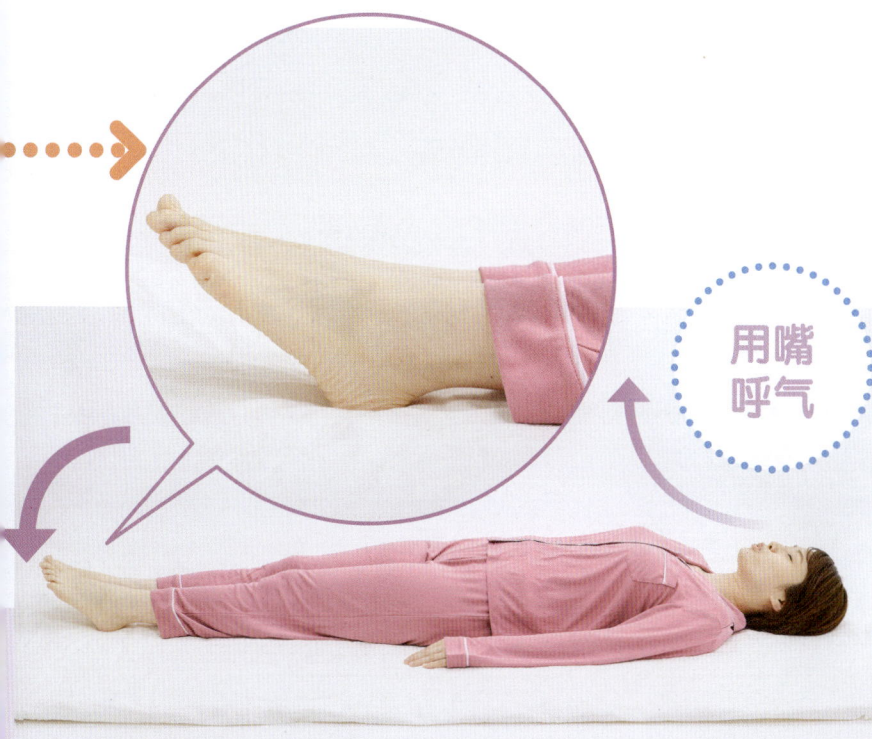

用嘴呼气

② 噘嘴缓缓吐气 3～5 秒，彻底吐完气的同时放松足部力量，让脚踝回到原位。

重复步骤
①～②
5～6 次，
用时约 1 分钟

躺上床后进行

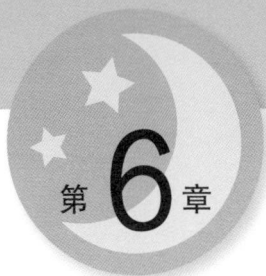

第**6**章

【自我保健】

想要睡得熟，调整生活习惯也很重要，有理有据且让人恍然大悟的"安眠习惯"层出不穷

日本睡眠学会
前理事长
伊藤洋

庆应义塾大学
特聘副教授
白滨龙太郎

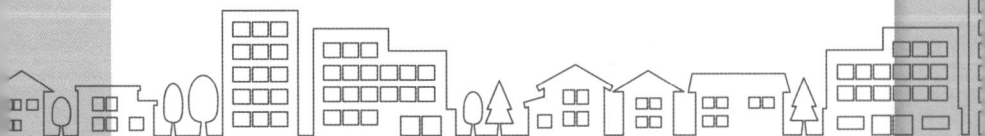

改善失眠的关键在于掌握自己的睡眠习惯和生活节奏，"睡眠日志"能助您一臂之力

如果有人问您"昨天几点睡，几点起的呢"，您能够准确无误地回答出来吗？关于睡眠的记忆，实际上出乎意料地难以记清，非常模糊。**自己以为完全没睡着，但其实是好好地睡着了的情况也不少。**

如果能将自己的睡眠状态可视化，客观地掌握它，就能更加清楚改善哪些地方能够提高睡眠质量。为此，医疗机构使用**"睡眠日志"**。

睡眠日志中必须记载的项目，是起床和就寝的时间。然而，人躺到床上并不意味着能够立即睡着，另外早上醒来时也不一定立刻起床。因此，**请分别记录躺上床的时间、实际入睡的时间、醒来的时间和实际起床的时间。**除了起床时间和就寝时间，记录午睡时间也很重要。另外，起夜的次数，吃饭的时间，是否摄入咖啡因或酒精，起床时的心情，是否使用电子设备等事项最好也记录下来。

请看下页所示的填写范例，需要注意睡前看手机和睡前饮酒的

睡眠日志的填写范例

天	星期	（上午）			（中午）			（下午）		注意到的事情（身体状况等）
		3　6	9	0	3	6	9　12			
1天	四	████▓→			▓		← ██			睡前看手机
2天	五	███→					← ██			起夜1次
3天	六	███→			←▓		← ██			睡前饮酒

■ 睡得很熟　　■ 迷迷糊糊　　□ 非常清醒　　←→ 躺在床上

情况。这是因为已知智能手机会发出一种叫蓝光的强光，阻碍睡眠激素褪黑素分泌，使入睡变难。另外，睡前饮酒会使得睡眠变浅，引起中途醒来。

像这样记录睡眠日志，对睡眠产生负面影响的因素便会一目了然，便于着手改善。第 97 页上印有睡眠日志的表格。欢迎您复印和活用。

（伊藤洋）

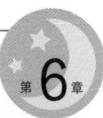

睡眠日志

※填写范例请见第96页

天	星期	（上午）3 6 9	（中午）0	（下午）3 6 9 12	注意到的事情（身体状况等）
1天					
2天					
3天					
4天					
5天					
6天					
7天					
8天					
9天					
10天					
11天					
12天					
13天					
14天					

推荐睡前泡澡，就寝 1.5 小时前泡 40℃以下的 "温水澡" 为佳

深部体温和睡眠有着密切的关系。深部体温指的是内脏和大脑等身体内部的温度。深部体温受生物钟影响，在一天内时高时低。

深部体温在比起床稍早时开始慢慢上升，傍晚前后迎来峰值。之后，随着夜晚到来慢慢下降。**人的清醒程度和深部体温同步下降，渐渐变困。**然而，失眠患者中有不少人因为深部体温难以下降而无法顺畅入睡。

为了拥有良好的睡眠，确保深部体温下降非常重要。并且，为了让深部体温下降，睡前需要提升深部体温。这样能够使深部体温因上升的反作用快速下降，让人能够顺利入睡。

睡前泡 **"温水澡"** 是提升深部体温的简单方法。

与睡眠息息相关的深部体温

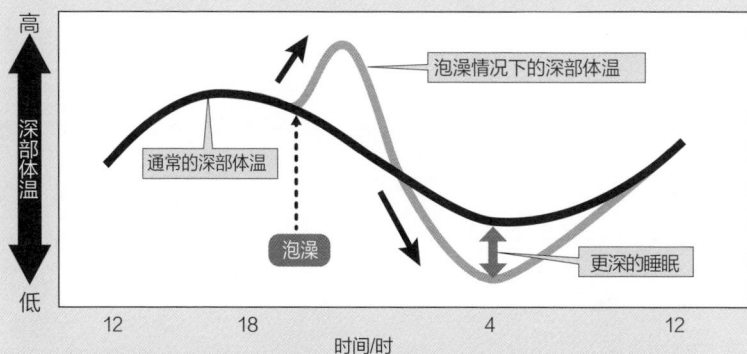

沐浴之后，人体的深部体温会短暂升高，随后因之前的上升而出现急剧下降。这种深部体温的波动越大，人们越容易进入深睡眠状态。

　　用40℃以下的温水泡到肩膀，能够让全身血管扩张，促进血液循环，提升深部体温。

　　另外，泡澡能够让副交感神经处于主导地位，缓解身心紧张，起到帮助入睡的作用。

　　但是请注意，如果用42℃以上的热水泡澡，会强化交感神经的作用，反而使入睡变得困难。

　　泡澡的时间也很重要。刚泡完澡时，深部体温停留在较高的位置，在它下降前睡意不会出现。想要在深部体温下降时睡个好觉，最好在就寝1.5小时到2小时前泡温水澡。

（白滨龙太郎）

饮食在治疗失眠中也很重要，一定要吃早饭，理想的吃完晚饭时间不晚于睡前 3 小时

与睡眠有着密切关系的深部体温和睡眠激素的分泌，会随着我们身体的生物钟而变化。但是，生物钟的周期比 24 小时稍长。因此为了让它能够对齐我们以 1 天 24 小时为单位的生活节奏，需要每天调整中间的时间差。

调整时间差的开关之一，就是早餐带来的刺激。

生物钟分为"母钟"和"子钟"两种。母钟位于大脑的视交叉上核，在早晨受到光照时重置。而子钟存在于胃、肠、肝脏、肾脏等全身各个脏器中，通过吃早餐重置。

比如，如果每天规律地在固定时间吃早餐，在通常吃早餐时间的大约一小时前，胃和肝脏等消化系统器官就会积极工作，促进早晨醒来。养成这种习惯，就能使醒来和睡眠的节律保持协调，从而带来优质睡眠。

另外，如果当天略过早餐，吃的第一餐是午餐，身体就会误以为这时才到早上，以这个时间为标准重置生物钟，因而导致生物钟产生巨大的时间差。需要注意，这样会使得人到了晚上也不会产生

困意，入睡变得困难。**请在每天早上固定的时间好好吃早饭吧。**

不仅是早饭，晚饭的吃饭时间也请注意。

饭后，肠胃会为了消化食物积极工作。如果在这种状态下睡觉，身体会无法放松，导致不易入睡或睡眠变浅。消化胃中的食物需要 3 小时左右。

因此，晚饭最好在睡觉前 3 小时内吃完，这是理想的。

但是，空腹也会成为妨碍睡眠、造成失眠的原因。**不得已推迟晚餐时间的情况下，建议您摄入汤等易消化的轻食。另外，重油的料理，含有香辛料和咖啡因的食物会使入睡变得困难，请注意避免进食这些食物。**

（伊藤洋）

含有咖啡因的饮料有兴奋和利尿作用，因此会导致失眠情况恶化，傍晚以后不建议饮用

咖啡、红茶、绿茶等饮料中含有的咖啡因会阻碍腺苷这种脑内物质的作用。

腺苷是通过分解作为细胞能量来源的三磷酸腺苷（ATP）获得的。白天，脑细胞积极工作，燃烧三磷酸腺苷产生许多腺苷，储存在脑内。研究认为，腺苷通过与其受体结合，激活大脑的睡眠中枢，以此触发非快速眼动睡眠。

咖啡因与腺苷一部分分子结构相似，因此会比腺苷更早地与受体结合。其结果就是**抑制了睡眠中枢的激活，导致人变得无法入睡。**

另外，**咖啡因能够促进阻碍睡眠的肾上腺素和氢化可的松分泌。**这两种物质都被称作压力激素。它们能够使心跳和呼吸加快，激活交感神经的功能，使身体无法进入休息模式。

并且，**咖啡因还具有利尿作用，会让人想上厕所，引起夜里起夜次数增加的问题。**

咖啡因的兴奋效果会在摄入后20～30分钟出现。另外，据说

血液中的咖啡因浓度减少一半需要花费 4 小时以上。尤其是老年人代谢（在体内进行的化学反应）咖啡因更加耗时，因此咖啡因的影响会持续更久。

咖啡、红茶、乌龙茶、能量饮料、绿茶、可可、可乐等都是含有咖啡因的饮料。令人意外的是，巧克力中也含有少量咖啡因，需要留意。

不建议在傍晚以后摄入含有咖啡因的食物和饮料。建议您睡前选择饮用热牛奶、香草茶这类不含咖啡因的饮料。

（伊藤洋）

睡前喝酒是导致夜间易醒的重要原因，一旦形成习惯很容易造成酒精依赖症

有的人习惯睡不着时饮酒。**一旦养成睡前饮酒的习惯，有可能在不知不觉间患上酒精依赖症，非常危险。**此外，请正在服用安眠药的人绝对不要摄入酒精。

人确实会在饮酒后产生困意。有一种名为 γ - 氨基丁酸（GABA）的神经递质，是能够抑制大脑兴奋的神经物质。而酒精能够与 GABA 的受体结合，带来放松感，增加非快速眼动睡眠，加快入睡。

然而，**这个作用只会在酒精奏效的睡眠前半部分出现，后半部分的睡眠会变浅，中途醒来的次数增加。**这是因为酒精被代谢生成名叫乙醛的物质，乙醛作用于血压和脉搏，增强了交感神经的功能。

患上酒精依赖症的机制

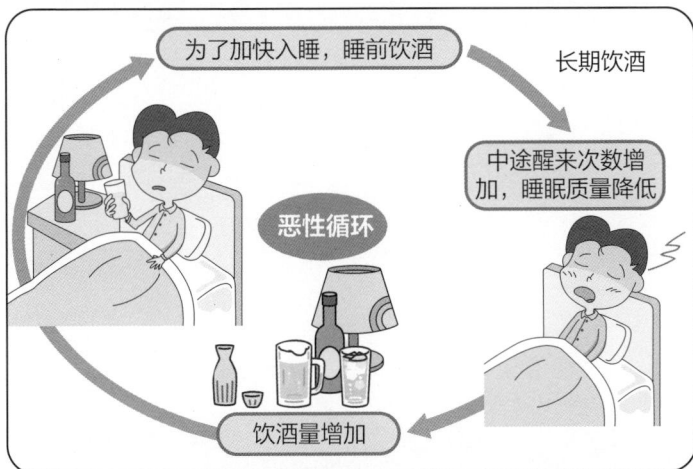

另外，一般来说，睡眠期间抑制尿液产生的抗利尿激素的分泌量会增加，然而酒精会阻碍抗利尿激素发挥作用。结果**导致睡眠中也会产生尿液，积攒在膀胱里，夜里多次想起夜，这也会引起中途醒来**。

睡前饮酒不仅会影响睡眠。它还会带来另一个大问题，那就是增加患上酒精依赖症的风险。

觉得睡前饮酒能够促进入睡而每天饮酒，就会导致一开始有效的催眠效果慢慢减弱，进而产生酒精耐受性。这样一来，为了能够获得和以前同等的催眠效果，人们就会增加酒精摄入量，而这又会进一步恶化失眠，容易陷入恶性循环。

就寝前不饮酒就睡不着，有可能是患上了酒精依赖症。如果您发现了这种情况，请务必咨询医生。

（伊藤洋）

一天的生活中光照亮度张弛有度就能带来优质睡眠，夜里不受强光照射很重要

我们身体中的生物钟，能够创造昼夜活动节律，用来以昼夜变化为基准改变体内环境。昼夜活动节律分为活动期和休息期，基本上明亮的白天是活动期，黑暗的夜晚是休息期。并且，调节这种昼夜活动节律的是光照。因此，**白天尽量沐浴更多的阳光，夜晚避免明亮的光照，像这样把握光照亮度的张弛能够带来优质睡眠。**

然而，现代生活环境中人从早到晚都在接受光照，容易造成昼夜活动节律紊乱。**在傍晚以后持续接受强光照射，会让身体误以为现在还是白天而激活大脑，抑制带来睡意的褪黑素的分泌，进而妨碍入睡。**

研究表明，蓝白色的光（蓝光）尤其能够使大脑变得活跃，推迟产生困意的时间带。阳光中含有蓝光，但计算机和智能手机等电子设备的屏幕也会发出蓝光。

因此，睡前看计算机或智能手机的屏幕，会提高清醒程度，使人变得难以入睡，并且人们会不知不觉陷入上网冲浪或打游戏中，使大脑变得兴奋，越发清醒。**请尽量避免在就寝前使用计算机和智**

能手机。

　　夜间室内照明的亮度也需要注意。**推荐就寝前的房间照明使用暖色系的光。**一般认为暖色系的光对昼夜活动节律和褪黑素分泌的影响较小，还能带来精神上的放松。再者，使用间接照明创造微暗的环境也容易让人产生困意。如果路灯或邻居家的门灯等光源会照进自己房间，可以使用遮光窗帘等来降低房间的亮度。

　　开着灯睡觉的情况，光照度超过30勒克斯会使睡眠明显变浅。30勒克斯的光照度约为3根蜡烛的亮度。**建议您就寝时关闭全部灯光，或者只留下地脚灯程度的暗淡照明。**

　　便利店和超市一般使用明亮的灯光。夜间尽量避免去这样的店也是安眠的要点之一。

（白滨龙太郎）

想要加深睡眠获得熟睡，选择合适的寝具也很重要，方便躺着翻身的 "3 个头宽度的枕头" 是最为理想的

正如有的人换了枕头就睡不好觉一样，**寝具很大程度上影响着睡眠质量**。其中枕头十分重要。睡醒了依然感到疲惫，感觉没有睡熟，出现肩膀僵硬等问题，可能原因就在枕头上。

我们的脊柱在自然状态下，从侧面看呈 S 形曲线，以分散身体的负荷。睡眠中注意尽量保持接近这个状态的姿势，就能够分散对身体造成的负荷，变得容易入睡。

枕头的作用是让位于脊柱最上方的颈椎保持自然的形态。为此，尤其要注意枕头的高度。枕头太高会压迫颈椎，导致血液循环不畅，脖子和肩膀僵硬。枕头太低会使得头的位置低于心脏，大量血液流向头部，容易造成早上醒来时感到头痛和头很重。

理想的枕头高度，是仰躺枕着枕头时，能够自然地维持颈椎到肩膀的 S 形曲线。另外还要考虑到枕头的材质，选择高度适合自己的枕头吧。

选择枕头时，还有一点需要注意的是宽度。我们一晚上会翻身

选择高度适合自己的枕头

合适的枕头	太低的枕头	太高的枕头

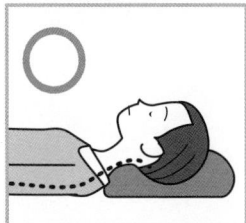

枕头高度能够自然地维持颈椎到肩膀的S形曲线最为理想。

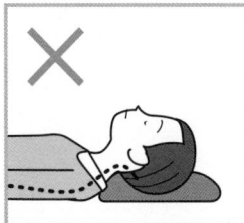

枕头太低会导致下巴朝上。

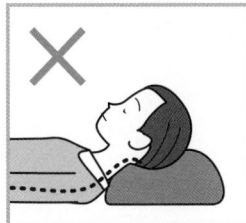

枕头太高会形成低头一样的姿势。

几十次。**枕头太大或太小都会让人无法顺利翻身。**最佳的枕头宽度为3个头左右的宽度。

选择床垫和褥子的标准基本上和枕头相同。**请选择躺下时能让脊柱保持S形曲线的寝具。**太硬会导致无法保持S形曲线，太软会导致身体沉进去一部分而难以翻身，让人难以入睡。

被子自然要选保温性能优秀的，不过推荐您**尽量选择较轻的被子**以方便翻身。

（白滨龙太郎）

109

"就算睡不着，躺在被窝里闭着眼睛就好"的想法是错误的，感到困意以后再躺上床的"刺激控制"很重要

"就算睡不着，躺在被窝里闭着眼睛，身体就能休息"，或许不少人都听说过这种说法。其实这是一个很严重的错误。

我们的大脑有着将场所和行为组合在一起认知的特性。**大脑如果认知到"床→睡觉的地方"，就会形成条件反射，躺在床上自然会产生困意。然而，明明睡不着却躺在床上，大脑就会渐渐被灌输"床→醒着（失眠）的地方"，躺到床上反而变得更清醒了。**

因为睡不着，就在床上看书或玩手机，会让大脑将床记忆为"看书的地方""玩手机的地方"，而不会将床认作睡觉的地方。

如果已经形成了这种错误的认知，需要让大脑再次学习"床→睡觉的地方"。为此，**在床上躺了 10 分钟还没睡着的情况下，建议先离开寝室，在别的房间做可以放松下来的事，感到困意后再回到床上。**请将寝室作为原则上只用于睡觉的房间。

这时，不让起床时间推迟或提早很重要。无论就寝时间多晚，建议每天早上在固定的时间起床。

刺激控制疗法的做法

① 只在感到困意时躺上床。没有必要一定按照就寝时间来。

② 睡床基本上只用于睡觉（不看书、不看电视、不吃东西）。

③ 过去了30分钟还睡不着时，去其他房间，感到困意后再回到床上。

④ 做完③还睡不着时，重复相同步骤，直到能睡着。

⑤ 即使睡不着也要每天早上在同一时间起床。

这是失眠认知行为治疗＊之一的**"刺激控制疗法"**，作为失眠症治疗方法在医疗界广为使用。普遍认为**刺激控制疗法对于改善入睡困难和中途醒来问题尤其有效**。

或许有人会担心"离开睡床没问题，可要是直到早上都不觉得困怎么办"。不必为此担忧。如果无论如何都感觉不到困意，那一天直到早上都不睡觉也没关系。人类在必要的时候一定会进行最低程度的睡眠的。

（伊藤洋）

＊针对导致失眠的持续因子，通过纠正患者关于睡眠的错误认识，建立程序化睡眠行为，从根本上解决导致失眠问题的治疗方法。认知行为治疗的具体内容包括睡眠相关的认知疗法、行为干预及睡眠健康教育等。

前一晚没睡好时不能推迟起床时间，养成"晚睡早起"的习惯吧

即使晚上没有睡好，第二天早上睡懒觉也是不好的。白天很晚才起床，在很晚的时间才接受阳光照射，会让生物钟在这一时间重置，导致生物钟推迟，陷入晚上又睡不着的恶性循环。

前一晚很难入睡的时候，要故意反其道而行之，注意"晚睡早起"。虽然睡眠时间会变短，但相对地，睡眠欲望会提升，更容易获得优质睡眠。这运用了失眠认知行为治疗之一的"睡眠限制疗法"。

失眠症患者中，有不少人希望尽量多睡一会儿，因而长时间待在床上。但是，明明睡不着却躺在床上，会对自己施压"必须赶快睡着"，形成这种压力后反而会造成越发睡不着或者睡眠变浅。

睡眠限制疗法的做法

①计算平均睡眠时间，设置就寝时间
从两周的睡眠日志中计算平均睡眠时间。
固定起床时间，将在床上的时间设置为"平均睡眠时间+15分钟"。

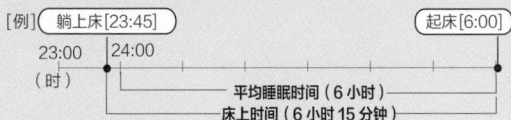

[例] 躺上床[23:45]　　　　　　　　　　　　　　起床[6:00]
23:00　24:00
（时）
平均睡眠时间（6小时）
床上时间（6小时15分钟）

②计算睡眠效率，重置就寝时间。
实践第①步后，记录睡眠日志，计算5天内的实际睡眠时间。

● 睡眠效率（%）=实际睡眠时间÷床上时间×100%
如何调整上床时间：90%以上→提早15分钟；85%～90%→保持不变；85%以下→推迟15分钟。

　　通过把从上床到起床之间的时间设置得较短，以减少在床上为睡不着而烦恼的时间。并且通过不睡觉带来的次日晚上的睡眠效果，改善失眠，获得熟睡的感觉。这就是睡眠限制疗法。具体来说，需要记录两周的睡眠日志（参照第95页），计算出平均睡眠时间。将结果加15分钟（平均睡眠时间低于5小时的情况下加5小时）作为床上时间（躺在睡床上的总时间），以此为基准每天在相同时间上床和起床。5天后通过睡眠日志计算睡眠效率（实际睡眠时间除以床上时间乘以100）。如果结果高于90%，则将上床时间提早15分钟。如果结果在85%～90%的区间内，则保持目前做法不变。如果结果低于85%，则将上床时间推迟15分钟。

　　就像这样，留意让睡眠变得规律，能够有效改善失眠。

（伊藤洋）

起床后应该"沐浴阳光"，调整生物钟的节律，这样困意就能在理想的时间出现

我们的身体基本上保持夜晚睡去，早上醒来的运转机制。这是因为生物钟的存在让深部体温、血压、脉搏、激素等体内的各种功能都以大约 24 小时为周期变化。

实际上，生物钟的周期比 24 小时稍长。我们以地球自转为基准，以每天 24 小时的节奏生活着。于是，在人类漫长的进化过程中，调整生物钟和自然时间差值的机制诞生了。而光照和这一机制有着重大联系。

早晨的太阳光进入我们的眼睛（视网膜）时，光信号会传达至大脑中名为视交叉上核的部位。生物钟的周期随之重置。这就是调整时间差的机制。

比如，起床后接受充分的阳光照射，大脑为了让身体在大约 15 ～ 16 小时后产生困意，开始准备分泌引起困意的**褪黑素**。另外，进入眼睛的光能够刺激名为**血清素**的激素分泌。血清素有促进意识清醒的效果，能够刺激交感神经，创造在白天方便活动的身体状态，并且还是促进睡眠的褪黑素的原料。

生物钟在沐浴早上的阳光后重置

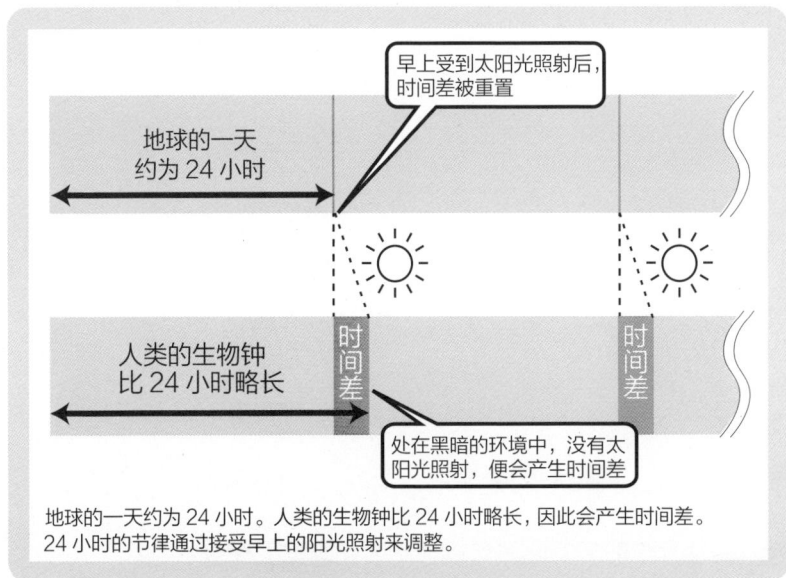

地球的一天
约为 24 小时

早上受到太阳光照射后，
时间差被重置

人类的生物钟
比 24 小时略长

时间差

时间差

处在黑暗的环境中，没有太
阳光照射，便会产生时间差

地球的一天约为 24 小时。人类的生物钟比 24 小时略长，因此会产生时间差。
24 小时的节律通过接受早上的阳光照射来调整。

太阳光带来的生物钟重置作用，到了上午便会消失，因此请尽

早接受阳光照射。即使是阴天，室外的亮度也是室内的 5 ～ 10 倍，

请尽可能到户外活动吧。

（伊藤洋）

晚上睡不着导致白天犯困，推荐 30 分钟以内的"打盹午睡"，重点是不要躺在床上睡觉

无论是否失眠，人类都会在生物钟的作用下，于下午 2 ～ 4 点的时间带中睡意变强。虽然常说午饭后会犯困，但这种睡意的原因不仅仅是进食，也和生物钟节律有关。

白天感到困意时，不必努力克服，条件允许的话就在犯困时小睡一会儿吧。最近的研究表明，从吃完午饭到下午 3 点之前，睡 15 ～ 20 分钟的午觉能够缓解睡意，午觉后变得神清气爽。

睡午觉有两个要点。一个是午觉的时间。午觉到晚上睡觉之间的间隔约为 8 小时，能够改善入睡。**为了不影响夜晚的睡眠，在下午 3 点前结束午睡非常重要。**

另一个要点是不睡太久。如果午睡时间太长，就会导致醒来后依然无法摆脱困意，处于"睡眠惰性"的状态中，反而会感到身体倦怠或头昏脑胀。

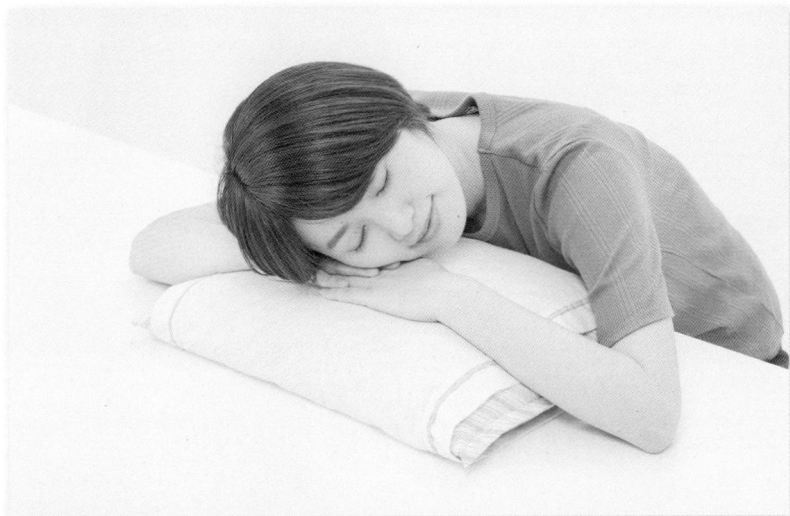

推荐趴在桌子上，或者靠在沙发或椅子上午睡。

午睡最好是控制在30分钟以内的打盹。

日本厚生劳动省发布的《健康睡眠指南》中也指出，"在下午
较早的时候进行30分钟以内的短时间午睡"较为理想。

午睡时可以趴在桌子上，靠在沙发或椅子上，请注意不要躺
到床上。这样可以避免睡得太深。

**另外，如果担心自己睡得太久，推荐在午睡前饮用咖啡或红
茶等含有咖啡因的饮料。**

咖啡因的兴奋效果会在饮用后渐渐发挥出来，饮用后20～30
分钟达到顶峰。此时刚好是要结束午睡的时间，能让人更容易从午
睡中轻松地醒来。

（伊藤洋）

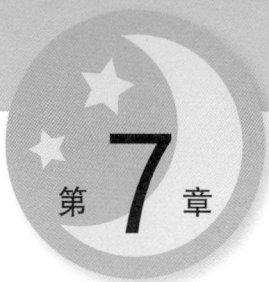

第 7 章

【失眠的治疗】失眠给日常生活造成障碍时需要就医，安眠药和非药物治疗双管齐下最为有效

日本睡眠学会
前理事长

伊藤洋

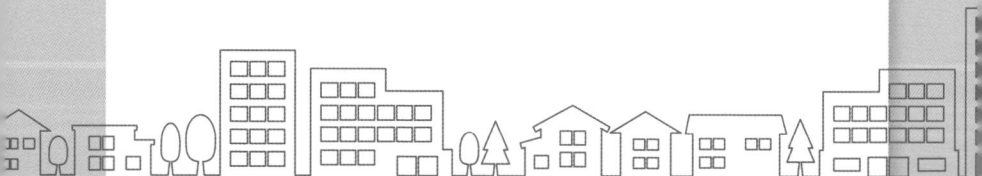

医院在使用药物疗法前会进行"睡眠卫生指导"，重要的是摆脱"必须睡够8小时"等错误认知

失眠的症状持续出现，给日常生活造成障碍时，需要前往医院接受治疗。首先，请咨询您日常就诊的内科医生吧。内科医生也能根据您的需求开安眠药。如果这么做没能改善失眠，医生判断您的睡眠问题需要针对性治疗时，请让对方为您介绍专科医生，或专门的医疗机构。前往就诊时，提前准备好您记录的睡眠日志（参照第95页）能够让诊断顺利进行。

在医院接受治疗时，如果您的失眠是由身体或精神疾病、药物副作用等原因引起的，首先会优先解决原因本身。有不少患者在原因解决后变得能够睡好了。如果您的失眠没有特殊原因，一般认为使用以调整生活习惯为中心的"非药物治疗"，根据需要再考虑同时使用借助安眠药的"药物治疗"最为有效。

最早进行的失眠症治疗，是非药物治疗之一的"睡眠卫生指导"。它的目的在于让患者掌握关于睡眠的正确知识。

例如，失眠症患者中有不少人深信"睡眠时间一定要达到8小

时"，拼命想要睡到 8 小时，反而变得更难睡着了。这种情况下，需要让患者明白 8 小时睡眠没有任何医学依据，并且睡眠时间存在个体差异。另外，随着年龄增长，难以入睡和夜间醒来的情况会增加。有的人担心这可能是失眠。这种情况下，需要让对方明白这是睡眠随着年龄增长发生的正常变化。就像这样，**仅仅是掌握了关于睡眠的正确知识就能够安心睡觉了，这样的人并不少见。**

此外，就寝前摄入咖啡因或酒精等物质，过早地躺上床，午睡时间长等引起失眠的生活习惯，都能够通过睡眠卫生指导改正，许多人的症状因此改善。

如果您接受了睡眠卫生指导，失眠却依旧没有改善，这时医生会根据您的需要进行借助安眠药的药物治疗。

安眠药可以治疗慢性失眠，在医院通过处方获得安眠药很重要

不知道是不是因为考试前一天失眠这种和睡眠相关的烦恼对我们来说太过常见，人们倾向于认为即使睡不着也"没到要去医疗机构看病的地步"。因此，依赖非处方药或保健品的人也不少。

宣称具有改善失眠效果的非处方药，不叫安眠药，而叫**"睡眠改善药"**。

您是否会在服用感冒药或抗过敏药等抗组胺药后感到困意？睡眠改善药就是着眼于这种副作用而开发的。

打喷嚏、流鼻涕、皮肤瘙痒这类症状，是由组胺和鼻黏膜上的 H1 受体结合引起的。抗组胺药能够阻止组胺和 H1 受体结合，抑制这些症状出现。

组胺还广泛存在于大脑中，有着和 H1 受体结合，维持注意力集中、判断能力和意识清醒的功能。睡眠改善药通过阻碍大脑中的 H1 受体和组胺结合，使注意力集中程度、判断能力和清醒程度下降，以此带来睡意。

但是，据说长期服用睡眠改善药，会产生依赖性和耐药性。另外，药物作用容易留存到第二天，会引起白天犯困。请注意至多将睡眠改善药用于应对两三天程度的短暂失眠症状。

最近，除了睡眠改善药，市面上还出现了一种含有 GABA 的保健品。GABA 具有抑制大脑清醒的作用。然而，目前通过严谨的临床试验证明具有效果的保健品还很少，无法保证长期摄入时的安全性。

出现失眠时，不应该轻易地使用非处方药和保健品，**首先应该改善引起失眠的生活习惯**。即使如此也想尝试的话，请在购买药品时认真听取药剂师关于药品用量、用药时间、副作用等的说明。**另外，症状没有改善的情况下，请尽早就医**。此外，正在接受失眠症治疗的患者，请务必在使用非处方药或保健品前咨询主治医生的意见。

正确服用的情况下，安眠药并不是一种可怕的药物，但因为其会产生副作用，所以服用时要多加小心，遵守保证安全的"四条规定"

关于安眠药，我听过许多疑问。诸如"会不会服用一次就一辈子都离不开了？""会不会越来越不起作用？""比起服药，饮酒不是更安全吗？"只要遵守医生的指示正确服用安眠药，以上所有问题的答案都是"否"。

巴比妥类安眠药在过去曾是主流，它效果强大，然而大量服用时会造成生命危险。不过，如今开发的安眠药安全性更高，少有依赖性和耐药性。**只要遵守用法用量正确服用，就很难产生依赖性和耐药性，有助于失眠的早期改善，因此不必过度担心。**

话虽如此，和其他药物一样，再安全的安眠药都有可能出现副作用。其中之一就是**"残留效应"**。这指的是药物效果持续到次日早晨以后，造成白天犯困、头痛、走路不稳等问题。

另外，还可能出现**"记忆缺陷"**，即忘记从服药后到睡着之间

正确服用安眠药的"四条规定"

① 遵守用法用量	自作主张改变服用量或服用次数，或者中止服用，可能会引起失眠恶化或副作用增强
② 服用后立即躺上床	安眠药会在服用后 10 ～ 30 分钟见效。请注意，在药物发挥作用时活动容易产生副作用
③ 告知主治医生自己正在服用的药物	有的药物无法和安眠药同时服用。开具安眠药处方时，请务必告知主治医生自己正在服用什么药物
④ 不可与酒精同时服用	同时服用安眠药和酒精，容易引起副作用或事故，非常危险

发生的事情，或次日醒来后的事情。除此之外，安眠药之中有的具有肌肉松弛作用，容易造成**走路不稳或摔倒**的问题。

如果安眠药的副作用对日常生活造成影响，请立即咨询主治医生。

另外，为了防止安眠药的副作用及其他问题，服用安眠药时请注意上方的"四条规定"，正确服药。

近年开发了危险副作用较少的新药，会根据失眠的种类和患者年龄开具

过去经常使用的巴比妥类安眠药，虽然效果强大，却存在不服药就睡不着的依赖性，和不增加药量就没有效果的耐药性，因此如今几乎已经不使用了。

现在主要使用的是难以产生依赖性和耐药性，且安全性较高的**"苯二氮䓬受体激动剂"**。名为 GABA 的神经递质有着抑制大脑兴奋的功能，而这种药物能够强化它的作用，使大脑镇静，促进催眠效果。苯二氮䓬受体激动剂可以大致分为"苯二氮䓬类"和"非苯二氮䓬类"。苯二氮䓬类安眠药除了催眠作用，还有降低不安情绪的抗焦虑作用和缓解肌肉紧张的肌肉松弛作用。非苯二氮䓬类安眠药几乎没有抗焦虑作用和肌肉松弛作用。

近年来，和苯二氮䓬受体激动剂的作用机制不同的安眠药也得到了使用。一种是面向无法改善睡眠时间错位的人、焦虑情绪不强的人、老年人等人群使用的**"褪黑素受体激动剂"**。大脑的松果体（一个内分泌器官）会根据生物钟分泌引起睡意的激素——褪黑素。

褪黑素受体激动剂通过褪黑素受体，作用于生物钟，引起自然的睡意，调整睡眠和醒来的节律。

另一种是"食欲素受体拮抗剂"。食欲素是一种维持清醒的脑内物质，而这种药物能够阻止食欲素和受体结合，弱化食欲素的作用，以此促进睡眠。据说目前没有确认到食欲素受体拮抗剂存在肌肉松弛作用，或者走路不稳、摔倒等副作用，对认知功能的负面影响也很小。最近还出现了一种名叫"莱博雷生 (Lemborexant)"的新型食欲素受体拮抗剂。

苯二氮䓬受体激动剂根据服用后药物排出体外的速度（消除半衰期）大致分为短效、中效和长效几种。

选择适合一个人的安眠药时，要综合失眠症的类型、一天的活动量、年龄、身体状态，再加上消除半衰期等要素，综合考虑。

通过安眠药改善失眠后最好不再服用，"减药、停药完全指南"帮助您顺利断药

最近的安眠药即使长期服用，危险性也很小。话虽如此，当失眠症状得到充分改善，不再影响平日生活时，减少药量（减药）或停止服用（停药）非常重要。不过，请务必在医生的指导下进行减药或停药。

自作主张地减药或停药，可能会出现不安、焦躁、四肢颤抖、出汗等戒断症状（脱瘾症状）。另外，突然减药或停药有可能引起反跳性失眠，出现比以往更严重的失眠症状。

安眠药减药和停药的基本原则，在于花费时间让身体慢慢适应这个状态。具体来说，有"渐减法""隔日停药法""复合法"等方法。

渐减法的做法，是逐渐小幅度减少安眠药用量。比如，首先将安眠药用量减少四分之一，持续服用 2～4 周。没问题就再减少四分之一，2～4 周后再减少四分之一，就像这样阶段性地减药。

隔日停药法的做法，是将停药时间从一天变为两天、三天这样慢慢延长停药时间。首先隔一天服用安眠药，过了一段时间后变为

安眠药的减药法

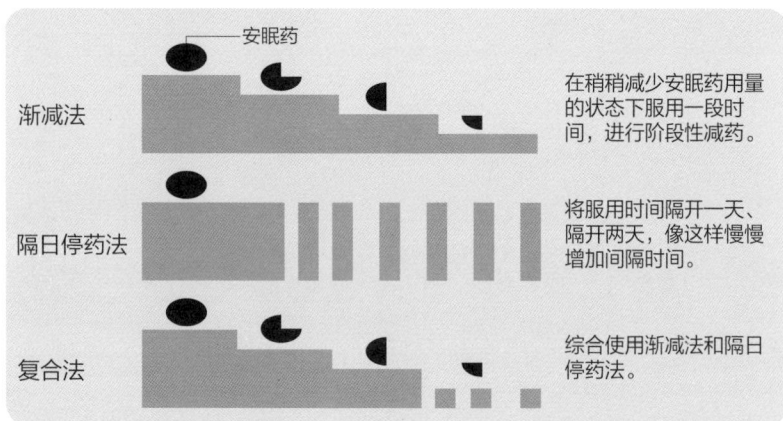

安眠药

渐减法　　在稍稍减少安眠药用量的状态下服用一段时间，进行阶段性减药。

隔日停药法　　将服用时间隔开一天、隔开两天，像这样慢慢增加间隔时间。

复合法　　综合使用渐减法和隔日停药法。

隔两天、隔三天，像这样渐渐延长服用安眠药的间隔。

复合法是将渐减法和隔日停药法组合起来的做法。

无论使用哪种方法，若是在减药过程中发现失眠恶化，都需要将用法用量恢复到上一阶段。观察一段时间后，如果失眠得到了改善，则再次尝试减药。

成功实现安眠药减药和停药的要点，在于心态不要太沉重，用"睡不着再吃药就好"的轻松心态应对。

安眠药问题和答案

问题 1 我听说服用安眠药会导致认知障碍，这是真的吗？

主流安眠药苯二氮䓬类安眠药的副作用之一是会导致记忆力下降，但这只是暂时的现象，会随着安眠药排出体外而消失。

有的研究认为安眠药会提高认知障碍的发病风险，但也存在结论与其相反的研究，对此尚无定论。另外，已知失眠症是导致认知功能低下的风险因素。

在知道了安眠药的优缺点的基础上，如果失眠症状严重，建议考虑服药。

问题 2 一直服用安眠药，会不会有一天不起作用了呢？

长期服用安眠药的患者中有不少人会感到不安，认为"药效会不会渐渐变弱，我不就又变得睡不着了吗？"

确实存在药效容易变弱的安眠药，也会出现相同用量慢慢地不起作用了的情况。

但是，严禁以"反正服了药也睡不着"为借口，擅自增加用量或服用次数，或者反过来停止服药。首先请咨询主治医生意见。

问题 3 ┃ 可以将安眠药和其他药物一起服用吗？

同时摄入多种药物，会使彼此的作用和副作用增强或减弱，这被称为"药物相互作用"。

为了避免药物相互作用，在开具安眠药处方时，告知医生或药剂师自己的服药情况非常重要。

. . . .

问题 4 ┃ 明明服用了安眠药，却在夜里醒来了，可以再多服用一点吗？

因为夜里醒来了而追加服用安眠药，存在早上醒来后出现走路不稳和倦怠的风险。

感觉安眠药作用不够的情况下，请和主治医生商谈，根据需要，让医生开具适合自己且安全的安眠药药量处方。

另外，服用安眠药的时间过早时，会出现夜里醒来的情况。请在即将上床睡觉的时候服用安眠药。

指导专家

★ ★ ★ ★ ★ ★ ★ ★ ★ ★ ★ ★ ★ ★ ★ ★ ★ ★ ★

（按先后顺序）

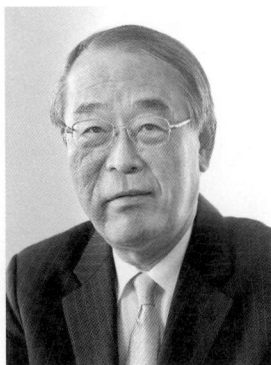

学校法人慈惠大学参议
日本睡眠学会前理事长
东京慈惠会医科大学葛饰医疗中心诊疗主任医师

伊藤洋 先生

曾任东京慈惠会医科大学精神医学讲座教授，东京慈惠会医科大学附属青户医院院长，学校法人慈惠大学理事，东京慈惠会医科大学葛饰医疗中心院长；专业领域为情感障碍、睡眠医疗，是日本失眠症和睡眠障碍领域的第一人；为日本睡眠学会前理事长，日本睡眠学会专科医生，日本精神神经学会精神科专科医生、指导医生等。

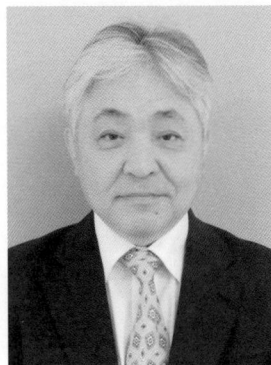

滋贺医科大学名誉教授
上林纪念医院院长

山田尚登 先生

目前任滋贺医科大学精神医学讲座教授，滋贺医科大学副校长；专业领域为精神医学、睡眠医学、精神科诊断学；主要就精神疾病和睡眠障碍的关联进行临床治疗和研究；目前任日本精神神经学会精神科专科医生、指导医生，日本睡眠学会理事，日本睡眠学会专科医生，日本厚生劳动省精神保健指定医生、精神保健判定医生等。

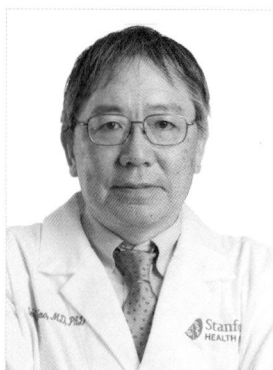

斯坦福大学医学部精神科教授
斯坦福大学睡眠生物规律研究所（SCNL）所长
日本BrainSleep株式会社董事长兼首席研究顾问

西野精治先生

自大阪医科大学研究生院毕业后，他前往斯坦福大学医学部精神科睡眠研究所留学；尽全力研究突然陷入睡眠的发作性睡病；2005年起任SCNL所长，从分子、基因层面到个体层面，以广泛的视野研究睡眠和醒来的机制；目前任日本睡眠学会专科医生等。

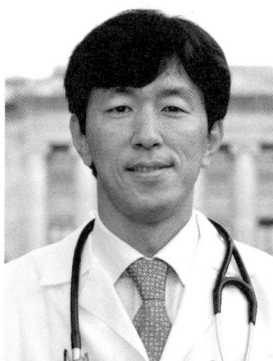

哈佛大学医学部客座教授
索邦大学医学部客座教授

根来秀行先生

东京大学研究生院医学系研究科内科学专业博士课程结业；曾任东京大学医学部第二内科、肾脏内分泌内科、保健中心讲师，目前任奈良县立医科大学医学部客座教授，杏林大学医学部客座教授，事业构想大学院大学理事和教授；在睡眠医学、抗衰老医学、内科学、长寿基因等领域活跃于国际舞台。

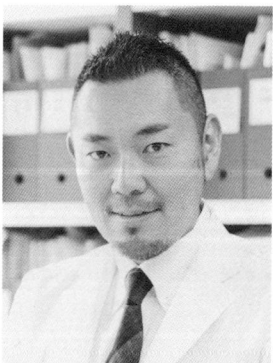

RESM新横滨睡眠、呼吸医疗护理诊所所长
庆应义塾大学特聘副教授

白滨龙太郎先生

他活用在东京医科齿科大学睡眠控制学快眠中心等获得的临床经验，综合医院等地睡眠中心的设立和运营经验，于2013年开设诊所；主要从事针对睡眠和呼吸问题的综合性诊断与治疗；2018年，他作为哈佛大学公共卫生学院客座研究员从事尖端睡眠研究；目前任日本睡眠学会专科医生等。

图书在版编目（CIP）数据

一觉到天亮：1 分钟睡眠操改善四大失眠问题 / 日
本若叶出版社编 ；赵兆晴译. -- 北京 ：人民邮电出版
社，2025. -- ISBN 978-7-115-65692-6

Ⅰ. R338.63

中国国家版本馆 CIP 数据核字第 202498PK32 号

版 权 声 明

ASAMADE GUSSURI NEMURERU! FUMINTAISAKU NO
MEIJIN GA OSHIERU SAISHIN 1PUN TAISOU TAIZEN
Copyright © 2021 by Bunkyosha printed in Japan
Original Japanese edition published by Bunkyosha Co., Ltd.,
Tokyo, Japan
Simplified Chinese edition published by arrangement with
Bunkyosha Co., Ltd.
through Japan Creative Agency Inc., Tokyo

免 责 声 明

内 容 提 要

在现代社会，失眠问题已经成为一种普遍的现象，影响着许多人的生活质量。本书正是
针对这一问题而编写。本书共 7 章。第 1 章首先阐述了缺乏运动是失眠的一个重要原因，并
指出仅通过睡前的简单运动就能有效改善睡眠质量。第 2 章详细介绍了失眠的四种类型，并
提供了每种类型的应对方案。第 3 章至第 5 章根据不同的睡眠障碍，分别介绍了不同的运动
改善方法，包括 1 分钟肌肉放松操、1 分钟熟睡呼吸法和 1 分钟安眠伸展操。第 6 章介绍了
通过调整生活习惯改善睡眠的方法。第 7 章简要介绍了失眠需要就医的情况。本书适用于那
些长期具有睡眠障碍的人群，可以帮助他们通过简单运动改善睡眠质量，提升整体健康水平。

◆ 　编　　　　[日] 若叶出版社
　　译　　　　赵兆晴
　　责任编辑　刘日红
　　责任印制　彭志环
◆ 人民邮电出版社出版发行　　北京市丰台区成寿寺路 11 号
　　邮编　100164　　电子邮件　315@ptpress.com.cn
　　网址　https://www.ptpress.com.cn
　　北京九天鸿程印刷有限责任公司印刷
◆ 　开本：880×1230　1/32
　　印张：4.25　　　　　　　　　　2025 年 8 月第 1 版
　　字数：115 千字　　　　　　　　2025 年 8 月北京第 1 次印刷
　　著作权合同登记号　　图字：01-2024-3927 号

定价：39.80 元

读者服务热线：**(010) 81055296**　印装质量热线：**(010) 81055316**
反盗版热线：**(010) 81055315**